DES

SALPINGO-OVARITES

TUBERCULEUSES

Par R. de MASSIA

DOCTEUR EN MÉDECINE DE LA FACULTÉ DE PARIS

EN MONITEUR D'ACCOUCHEMENTS A LA CLINIQUE DE LA FACULTÉ

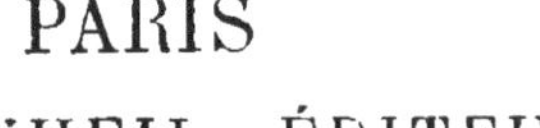

PARIS

G. STEINHEIL, ÉDITEUR

2, rue Casimir-Delavigne, 2

—

1891

DES

SALPINGO-OVARITES

TUBERCULEUSES

Par R. de MASSIA

DOCTEUR EN MÉDECINE DE LA FACULTÉ DE PARIS.
ANCIEN MONITEUR D'ACCOUCHEMENTS A LA CLINIQUE DE LA FACULTÉ

PARIS

G. STEINHEIL, ÉDITEUR

2, rue Casimir-Delavigne, 2

—

1891

INTRODUCTION

L'étude des affections des annexes de l'utérus est
entrée depuis quelques années, grâce aux progrès de la
chirurgie moderne, dans une voie nouvelle. Aujourd'hui,
la plupart des salpingo-ovarites sont bien connues et bien
décrites. Cependant, il est un certain nombre de ces affections qui, à cause de leur rareté relative, sont encore im-
parfaitement connues. Ce sont les salpingites succédant à
des affections générales, comme la tuberculose, la syphi-
lis et quelques fièvres éruptives, rougeole et scarlatine.
Ce groupe de salpingites présente un caractère particulier, c'est que les lésions se localisent dans l'ovaire ou
dans la trompe, sans avoir atteint au préalable la muqueuse utérine, au moins dans la plupart des cas. Dans
les autres inflammations de la trompe, au contraire, les
lésions suivent en général une marche ascendante,
envahissant la muqueuse utérine et quelquefois la muqueuse vaginale avant d'atteindre la muqueuse tubaire.

C'est à l'étude de la plus importante des salpingites
de ce groupe, c'est-à-dire de la salpingite tuberculeuse,
que nous désirons consacrer cette thèse.

Nous ne prétendons pas faire ici une monographie
aussi complète que possible des salpingo-ovarites tuberculeuses. Notre but est plus modeste. Nous tâcherons
seulement d'étudier les formes de salpingite tubercu-

leuse les plus intéressantes au point de vue pratique, c'est-à-dire celles de ces formes qui sont primitives, ou du moins qui surviennent chez des sujets ne présentant que peu de lésions tuberculeuses antérieures. En d'autres termes, nous comptons décrire la salpingite tuberculeuse opérable, et montrer les avantages de la laparotomie dans le traitement de cette affection.

Nous espérons pouvoir arriver à ce résultat, grâce surtout aux observations, pour la plupart inédites, que nous ont si gracieusement communiquées MM. Terrillon, Chaput, et J. Lucas-Championnière, chirurgiens des hôpitaux. Nous tenons à leur adresser ici nos remerciements les plus sincères.

Notre cher maître, M. le professeur Tarnier, a bien voulu accepter la présidence de notre thèse, nous sommes heureux que cette occasion nous permette de lui adresser l'expresssion de notre vive reconnaissance pour la bienveillance qu'il a toujours montrée à notre égard.

CHAPITRE PREMIER

HISTORIQUE

L'historique de la salpingo-ovarite tuberculeuse est de date assez récente. Il faut remonter à un mémoire publié par M. Reynaud en 1831 dans les *Archives générales de médecine* pour trouver les premières observations indiscutables de tubercules des trompes. On trouve également dans Cruveilhier (1) quelques pages intéressantes sur l'infiltration tuberculeuse de la muqueuse de la trompe et sur ses relations avec la péritonite tuberculeuse.

Depuis, malgré la vive impulsion donnée à l'étude de la gynécologie par Bernutz et Goupil et surtout par Aran et Siredey (2), qui insistèrent sur la fréquence des altérations des annexes dans les maladies utérines, cette affection resta obscure. Un élève de Bernutz, Pillaud, en 1861, relata les faits de tuberculose génitale connus jusqu'alors, dans une thèse sur les tubercules de l'ovaire et de la trompe.

C'est Brouardel (3) qui, en 1865, réunit dans une thèse remarquable tous ces documents en un tableau qui est resté pendant longtemps l'ouvrage le plus com-

---

(1) CRUVEILHIER. — *Anatom. Patholog.*, t. IV.
(2) SIREDEY. — *De la fréquence des altérations des annexes de l'utérus dans les affections dites utérines* (1866).
(3) BROUARDEL. — *De la tuberculisation des organes génitaux de la femme*. Thèse (1865).

plet sur cette question. Nous aurons d'ailleurs, dans le cours de ce travail, à citer souvent cette thèse où les altérations tuberculeuses de la trompe et de l'ovaire sont si magistralement décrites.

A part la courte thèse de Giraud (1) et quelques observations de Courty et de Gallard (1872-1873), il faut arriver au travail de Vermeil (2) en 1880, sur les lésions des organes génitaux chez les tuberculeuses, pour trouver des faits nouveaux et bien étudiés. La partie clinique n'est encore qu'ébauchée dans cette thèse, mais les notions étiologiques et anatomo-pathologiques y sont très soigneusement exposées. Dès lors les travaux se multiplient.

De nombreux faits de salpingo-ovarite tuberculeuse sont présentés à la Société anatomique par Mayor, Cayla, Letulle, Homolle.

Spœth (3) en 1885 publie 119 cas de tuberculose génitale. En outre les progrès de la chirurgie amènent les praticiens à extirper des annexes atteintes de lésions tuberculeuses, et l'histoire clinique et thérapeutique de la salpingo-ovarite bacillaire s'enrichit tous les jours de nouveaux cas.

Viedow, en 1885, publie quatre observations de salpingectomie faites par Hégar pour salpingite tuberculeuse.

---

(1) L. Giraud. — *Tuberculisation des organes génitaux de la femme* (1868).

(2) Vermeil. — *Des lésions des organes génitaux chez les tuberculeuses.* Thèse, 1880.

(3) Spoeth. — Th. de Strabourg, 1885.

Hégar (1) lui-même fait paraître en 1886 une importante monographie sur la tuberculose génitale chez la
femme. On trouve dans ce travail la relation de sept cas
nouveaux opérés, et pour la première fois l'examen bac-
tériologique fait constater l'existence du bacille de Koch
dans la paroi dégénérée de la trompe. Dans le cours de
la même année, Martin et Meinert publient deux cas
nouveaux de salpingite tuberculeuse traitée par la
laparotomie. Munster et Orthmann (2) (1886), Kœtschau
(1887) opèrent également des salpingo-ovarites tuberculeuses.

En France, Jeannel en 1887, Chandelux en 1888,
Routier et Horteloup en 1888, Routier en 1889 inter-
viennent pour des salpingites tuberculeuses. En même
temps que la thérapeutique des lésions bacillaires des
annexes entre dans une voie nouvelle, la description
histologique est faite plus facilement sur des pièces
fraîches. Cornil et Terrillon (3), dans un mémoire sur
l'anatomie et la physiologie pathologique de la salpingite et de l'ovarite, décrivent avec soin les lésions
microscopiques de la salpingite tuberculeuse. Monprofit (4), dans sa thèse en 1888, résume rapidement les
données acquises sur cette affection, mais Daurios (5),
en 1889, publie un important travail sur la tuberculose
de l'appareil génital de la femme, dans lequel une large

---

(1) HEGAR. — *Génital Tuberculose des Weibes.* Stuttgard, 1880.
(2) MUNSTER et ORTHMANN. — Pyosalpinx d'origine tuberculeuse, *Arch. für
Gynæk.* Band, XXXIX.
(3) CORNIL et TERRILLON. — *Archives de Physiologie,* 1887. CORNIL. Leçons, 1889.
(4) MONPROFIT. — *Salpingites et ovarites.* Thèse, 1888.
(5) DAURIOS. — *Contribution à l'étude de la tuberculose de l'appareil génital chez la femme.* Thèse, 1889.

place est consacrée à l'étude de la salpingo-ovarite tuberculeuse. La symptomatologie et la thérapeutique de cette maladie y sont fort longuement traitées et tous les cas d'intervention chirurgicale pratiqués jusqu'alors y sont réunis. Aussi ferons-nous à ce travail plus d'un emprunt.

Depuis, cependant, un grand nombre de faits nouveaux ont été publiés. Terrillon, en particulier, a insisté dans plusieurs publications sur la salpingo-ovarite tuberculeuse et a opéré un assez grand nombre de cas. Il a résumé le résultat de ses observations dans un intéressant mémoire paru dans les *Archives de Tocologie* (1).

Enfin, on trouve encore dans le remarquable traité de Gynécologie de Pozzi (2), dans le travail de Delbet (3) sur les suppurations pelviennes et dans la très intéressante monographie que vient de publier Terrillon (4) sur les Salpingites et les Ovarites, les détails les plus récents sur l'affection qui fait l'objet de cette thèse.

(1) TERRILLON. — *Archives de Tocologie*, 1889. *Bulletin médical*, 1889.
(2) POZZI. — *Traité de Gynécologie*. Paris, 1890.
(3) DELBET. — *Des suppurations pelviennes chez la femme*. Paris, 1891.
(4) TERRILLON. — *Salpingites et ovarites*, 1891.

CHAPITRE II

ÉTIOLOGIE — PATHOGÉNIE

La salpingo-ovarite tuberculeuse survient le plus souvent chez des femmes déjà atteintes de lésions bacillaires, c'est-à-dire qu'elle est en général secondaire. Mais elle peut être aussi primitive et le fait n'est pas douteux. M. Brouardel cite déjà dans sa thèse six cas de tuberculose primitive des trompes. Vermeil en rapporte un nouveau, signalé par Courty. Il est vrai de dire que les observations antérieures à la détermination spécifique du follicule tuberculeux et à la découverte du bacille de Koch n'ont pas une importance décisive. Mais des recherches plus récentes ont confirmé pleinement le fait. Derville (1) rapporte dans sa thèse plusieurs cas de tuberculose génitale primitive. Redohl (2), Dudefoy (3) ont publié des faits de salpingite tuberculeuse où l'antériorité des lésions de la trompe paraît évidente.

Quelles sont donc les causes qui provoquent ainsi l'envahissement des annexes de l'utérus par le bacille tuberculeux? L'influence de l'âge a été invoquée et, d'après les statistiques dressées par plusieurs auteurs, nous voyons que c'est de 20 à 40 ans, c'est-à-dire pendant

(1) *De l'infection tubercul. par la voie génitale chez la femme,* par L.-H. DERVILLE. Th. Paris, 1887.
(2) REDÖHL. — (*Centr. fur Gynæk.* 1888, n° 20.)
(3) DUDEFOY. — (*Société anat.,* 15 mars 1889.)

la durée de la vie utérine que les femmes y sont surtout exposées.

Cependant, on a cité des cas de tuberculose des trompes chez des enfants de 2 mois et des vieillards de 79 ans. La fréquence de cette maladie est en tout cas plus grande dans les premiers âges de la vie que dans la vieillesse, puisque la statistique de Brouardel, qui porte sur 56 cas, ne cite que 4 cas de tuberculose génitale au-dessus de 50 ans, tandis qu'elle en rapporte 6 cas avant 10 ans et 7 de 10 à 20 ans.

Tous les auteurs insistent également sur l'influence prédisposante de la grossesse. Il n'est pas douteux que l'accouchement ait en effet une importance considérable pour provoquer l'éclosion d'une tuberculose secondaire de la trompe. C'est là un fait qui avait frappé Cruveilhier (1). « Chez les femmes phtisiques, dit-il, qui accou-
« chent en pleine tuberculisation pulmonaire et qui
« meurent peu de temps après l'accouchement, on
« trouve quelquefois la muqueuse des trompes utérines
« infiltrée de matière tuberculeuse. »

Nous trouvons également dans beaucoup d'observations de tuberculose tubaire primitive ou paraissant telle, que les premiers troubles ont apparu à la suite d'une grossesse. Au moment de l'expulsion du fœtus ; en effet, la voie génitale est largement ouverte à l'entrée de tous les germes morbides et les manœuvres obstétricales elles-mêmes peuvent les introduire.

Enfin les accidents inflammatoires du côté de l'appareil génital survenant, soit à la suite d'un accouchement,

---

(1) CRUVEILHIER. — *Anat. pathol.*, t. IV, p. 718.

soit sous une autre influence, peuvent mettre les annexes
utérines dans un état d'infériorité physiologique tel qu'elles
sont plus facilement envahies par le bacille tuberculeux.

De même chez l'homme, l'orchite tuberculeuse a été
souvent précédée d'une orchite blennorrhagique ayant
fait du testicule un « *locus minoris resistentiæ.* »

Mais toutes ces données étiologiques ne sont en
somme que des causes prédisposantes et il nous reste à
chercher comment le bacille tuberculeux est amené dans
les organes génitaux de la femme.

Pathogénie. — Lorsque la tuberculose des trompes
survient au cours de la phtisie, la réponse est facile à
donner. Dans la plupart des cas, sans doute, la tuberculose génitale est, selon l'expression de Conheim, secondaire métastatique, et le microbe a été amené par le sang
ou la lymphe, du foyer primordial au foyer secondaire.

Quelquefois, chez les phtisiques avancées, la malade
peut s'inoculer elle-même par des linges souillés de cra-
chats ou des matières diarrhéiques. Mais dans ces faits,
la tuberculose reste habituellement limitée au vagin (1).

Ce mode de contamination est appelé avec assez
de justesse par Pozzi (2) infection primitive secondaire.

Les bacilles du péritoine peuvent encore infecter
directement la trompe, ou bien la contamination de cet
organe peut être produite par adhérence à une anse
intestinale tuberculeuse.

Si la pathogénie de l'infection salpingienne secon-

(1) WEIGUT. — (*Virchow's Archiv.*). Boud. LXVII, p. 261.
(2) Pozzi. — *Loc. cit.*, p. 803.

daire est en somme assez claire, il n'en est plus de même pour la pathogénie de l'infection primitive qui est encore fort discutée. Nous n'avons point la prétention d'exposer ici tous les débats qui se sont élevés à ce sujet, le temps et l'espace nous manqueraient pour cela. Aussi, nous contenterons-nous de résumer en quelques lignes les données généralement admises aujourd'hui sur ce point.

Il semblerait, d'abord, que l'infection directe des organes génitaux dût être admise dans la majorité des cas, vu leur communication facile avec l'extérieur. Les agents d'infection ne manquent pas en effet, surtout si le sujet est en contact avec des individus tuberculeux.

Une canule, des linges, le doigt d'un médecin peuvent apporter les germes. Enfin, Fernet, Verneuil (1) et Conheim citent plusieurs observations où l'infection a paru se faire par cohabitation avec un homme atteint de tuberculose génitale ou pulmonaire. Mais la virulence du sperme chez les tuberculeux n'est pas encore admise par tous les auteurs et ne repose guère que sur des hypothèses.

D'autre part, comme le fait remarquer Pozzi (2) « il « est un certain nombre de tuberculoses des annexes « chez des vierges, qui échappent à cette explication. « Dans ces cas, il est probable qu'une auto-infection « ordinaire, septique, a d'abord été provoquée par une « sténose du col et que le bacille introduit dans la cir- « culation par la voie pulmonaire ou digestive s'est fixé

(1) SCHACHMANN. — Portes d'entrée et voies de propagat. du bacille de la tuberculose. *Arch. gén. de médecine*, 1885, p. 584.
(2) POZZI. — (*Loc. cit.*)

« sur les trompes enflammées comme sur un lieu de
« moindre résistance. Cette hypothèse concorde avec les
« notions qui tendent à prévaloir en pathologie générale
« sur ce qu'on a appelé l'inflammation prétubercu-
« leuse. »

Le même auteur explique également la prédilection
des lésions tuberculeuses pour les trompes par quelques
considérations qui nous paraissent fort justes. La
muqueuse tubaire, en effet, riche en replis, non sujette à
une mue périodique comme celle de l'utérus, se prête
admirablement à la rétention des germes morbides. La
vitalité intense de la muqueuse utérine, sa desqua-
mation partielle au moment des règles, doivent être sa
principale défense contre les germes; enfin le vagin est
protégé par son épais épithélium stratifié et peut-être
aussi par la concurrence vitale des germes nombreux
qui y pullulent habituellement.

Fréquence. — Les lésions tuberculeuses des trompes
ne sont pas, en somme, rares, et on en connaît actuellement un grand nombre de cas. Vermeil (1), en ajoutant
ses observations à celles de Brouardel, cite 64 cas de
salpingo-ovarite tuberculeuse. Sur 119 observations de
tuberculose génitale publiées par Spoeth (2), 103 fois les
trompes étaient prises. Sur ces 103 faits, 29 fois la
tuberculose était limitée aux trompes, 66 fois elle intéressait en même temps la trompe et l'utérus, 5 fois elle
intéressait les mêmes organes plus les ovaires. Ces

(1) VERMEIL. — (*Loc. cit.*)
(2) SPOETH. — (*Loc. cit.*)

derniers organes n'étaient atteints que 15 fois : 4 fois seuls, 3 fois avec les trompes, 3 fois avec l'utérus, 5 fois avec les trompes et l'utérus. Les chiffres donnés par Vermeil sont à peu près identiques. Sur 72 observations de tuberculose génitale, 64 lésions des trompes, 19 fois elles coïncident avec des lésions de l'utérus, 53 fois elles sont isolées ou bien l'ovaire est atteint en même temps.

Ces chiffres démontrent clairement la prédominance des lésions tubaires.

CHAPITRE III

ANATOMIE PATHOLOGIQUE

Lorsqu'on ouvre l'abdomen d'une femme atteinte de salpingo-ovarite tuberculeuse, on trouve que l'aspect général de la cavité pelvienne est profondément modifié. Si l'affection n'est pas trop ancienne, on reconnaît assez facilement les annexes, plus ou moins masquées par des fausses membranes et plus ou moins modifiées dans leur forme, mais presque toujours tombées en arrière de l'utérus, dans le cul-de-sac de Douglas. Ce prolapsus des annexes en arrière, est noté dans presque toutes les observations, même les plus anciennes, et Brouardel, en particulier, insiste avec raison dans sa thèse sur sa fréquence. On a surtout comparé les trompes flexueuses et dilatées ainsi accolées à la partie postérieure et latérale de l'utérus, à deux sangsues gorgées de sang.

Plus rarement, les annexes tombent en avant dans le cul-de-sac vésico-utérin et prennent avec la paroi abdominale des adhérences intimes.

Enfin, dans des cas exceptionnels, la trompe et l'ovaire, solidement fixés par des adhérences pelviennes ou intestinales, sont situés plus haut que leur position normale. Ces faits ne sont pas fréquents, car, bien que les annexes enflammées contractent surtout des adhérences avec le cæcum à droite, avec l'S iliaque à gauche, elles entraînent ces organes dans le petit bassin, au lieu de se fixer à côté d'eux. Ces adhérences avec les granulations, qu'on trouve signalées dans les observations anciennes et qui existent fréquemment d'ailleurs dans toutes les variétés de salpingites, ont été de nouveau bien décrites par M. Terrillon (1), qui a insisté avec raison sur leur importance au point de vue opératoire.

On ne connaît que fort peu de faits dans lesquels les annexes dégénérées soient restées libres dans la cavité pelvienne sans contracter d'adhérences avec les organes voisins. On trouve cependant dans la thèse de Giraud une observation de Damaschino (2) où cette disposition existe.

Dans les cas où les lésions tuberculeuses des organes génitaux sont plus anciennes, les nombreuses poussées de pelvi-péritonite amènent la production d'adhérences étendues entre les annexes, l'utérus, la vessie, l'épiploon et les intestins, si bien que la cavité du petit bassin se comble et disparaît plus ou moins complètement. Les adhérences sont elles-mêmes envahies par des granulations tuberculeuses, et il se forme de véritables abcès froids qui peuvent s'ouvrir dans la cavité péritonéale, mais plus souvent dans le rectum ou le vagin. Nous reviendrons d'ailleurs sur ces altérations en parlant des lésions du péritoine.

On comprend donc qu'il est souvent difficile d'extir-

______

(1) TERRILLON. — *Leçons de clinique chirurgicale.* — *Salpingites et ovarites* 1891.

(2) T. GIRAUD. — *Loc. citat., p. 73.*

per, d'énucléer l'ovaire et la trompe ainsi enveloppés de
néo- membranes résistantes et recouvertes par l'épiploon
et les anses intestinales. D'autant plus que ce tissu nouveau et induré qui les entoure en les unissant aux organes voisins, devient assez rapidement épais, dur et
fibreux, si bien qu'on ne peut le déchirer qu'avec la plus
grande difficulté. « Il y a, dit M. Terrillon (1), un carac-
« tère assez différent de celui qu'on rencontre dans les
« autres salpingites, où la décortication et la séparation
« des organes malades avec les parois du bassin sont or-
« dinairement faciles ; le tissu inflammatoire qui sert
« d'union étant peu épais et peu induré... Aussi peut-
« on difficilement enlever les abcès tuberculeux de ces
« organes sans les rompre avant l'ablation totale... Il
« faut souvent se contenter de les abandonner en place
« et de les drainer. »

Les annexes une fois enlevées, quelles altérations
présentent-elles ?

Trompes. — On constate d'abord que la situation réci-
proque de l'ovaire et de la trompe est plus ou moins
modifiée. La trompe décrit en général un grand nombre
de flexuosités qui entourent l'ovaire souvent aplati et
sclérosé, plus rarement ce dernier organe est augmenté
de volume. Ce sont là, d'ailleurs, des lésions qui se
rencontrent dans tous les cas d'inflammation tubaire et
qui ne présentent rien de bien spécial dans la salpingite
tuberculeuse, aussi n'y insisterons-nous pas.

(1) Terrillon. — *Arch. de Tocologie. Salp. tub.* 1889.

La partie la plus altérée de la trompe est en général son tiers externe, c'est en ce point qu'elle présente son maximum d'épaississement et de dilatation. La forme de l'organe est profondément modifiée, le conduit tubaire est irrégulier, noueux et bosselé; son allongement est variable mais constant. Tantôt c'est surtout l'épaississement des tuniques qui prédomine et qui fait atteindre à la trompe le volume de l'index ou du pouce, tantôt au contraire c'est la dilatation de la cavité salpingienne qui domine. Mais on n'observe que rarement dans la salpingite tuberculeuse cette dilatation générale de tout le canal tubaire qu'on rencontre par exemple dans l'hydrosalpinx et dans certains pyosalpinx. Presque toujours l'augmentation de volume de l'organe est due en effet à un kyste caséeux de la paroi qui n'est plus en rapport avec la cavité de la trompe que par un petit orifice. Dans un cas très intéressant publié par Jeannel (1), la trompe, régulièrement augmentée de volume et allongée, était brusquement dilatée en un seul point de son trajet sous forme d'un volumineux kyste purulent, renfermant près de quatre litres de liquide. C'est là d'ailleurs, empressons-nous de le dire, un fait exceptionnel, et généralement ces abcès froids salpingiens sont de petit volume.

Il va sans dire que dans presque tous ces cas, l'orifice péritonéal de la trompe est oblitéré. Les franges du pavillon, sous l'influence de l'inflammation, s'accolent les unes aux autres, adhèrent solidement entre elles et finissent par obstruer complètement l'ouverture externe de

______

(1) Jeannel. — Salpingite tubercul. à forme kystique. — *Gaz. hebd.*, 1888.

l'organe. Souvent le pavillon ainsi modifié adhère à l'utérus ou à la paroi pelvienne, très fréquemment à l'ovaire, dont il est difficile de le séparer.

Lorsqu'on sectionne la paroi d'une trompe ainsi modifiée, on trouve que le plus souvent sa cavité renferme de la matière caséeuse soit épaisse comme du mastic de vitrier, suivant la comparaison classique, soit plus fluide; quelquefois la trompe est distendue par du pus véritable, en tout semblable à celui des abcès froids.

Dans deux cas, M. Terrillon (1) a trouvé dans la cavité tubaire « un liquide verdâtre, à peine louche, en tout « cas nullement puriforme. Cependant la paroi de la « trompe un peu épaissie était nettement infiltrée de « tubercules. Cet épanchement peut occuper toute l'étendue de la trompe distendue et simulant l'aspect d'une « saucisse, ou n'existe que dans un point formant là une « cavité kystique arrondie, au voisinage du pavillon. » Une observation analogue existe dans la thèse de Brouardel (2) et M. Cornil dans ses leçons sur les salpingites en rapporte une autre.

Quelquefois la cavité de la trompe est vide, la muqueuse est simplement rouge, plissée et hypertrophiée; les tubercules qui occupent la paroi tubaire ne s'étant pas fait jour dans sa cavité. Enfin, pour compléter cette étude macroscopique, nous dirons que l'orifice de la trompe est le plus souvent perméable et souvent complètement sain, à moins que la tuberculose utérine ne se joigne à la tuberculose salpingienne.

(1) TERRILLON. — *Loc. cit.*
(2) Th. BROUARDEL, p. 65 et 66 ; obs. XV.

Quant à la disposition des éléments tuberculeux dans les tuniques tubaires, elle est variable. Le plus souvent, on observe la forme appelée par Daurios (1) tuberculose interstitielle, c'est-à-dire que la paroi est farcie de tubercules, envahissant indistinctement les trois tuniques et habituellement faciles à voir à l'œil nu.

Les lésions débutent dans le tissu sous-muqueux, et les follicules tuberculeux développés sur ce point ne tardent pas à former de petits noyaux caséeux qui tranchent, au-dessous de la muqueuse, par leur coloration jaunâtre sur les tissus qui les entourent. Mais, comme le fait remarquer Daurios, tandis que dans l'utérus l'infiltration tuberculeuse des tissus sous-muqueux évolue rapidement vers la cavité de l'organe et donne des ulcérations plus ou moins étendues et faciles à constater, dans la trompe, la lésion respecte le plus souvent la surface épithéliale pour gagner la couche musculaire et la couche séreuse.

Aussi peut-on trouver dans la salpingite tuberculeuse, des foyers caséeux assez volumineux.

Dans la grande majorité des cas, nous le répétons, il faut faire une coupe de la trompe pour les apercevoir et les plus volumineux se trouvent dans la couche sous-muqueuse. Il n'est pas exceptionnel pourtant de les apercevoir à la surface d'une trompe qui vient d'être enlevée par le chirurgien, surtout si leur enveloppe a été rompue pendant les manœuvres de décortication.

(1) DAURIOS. — *Loc. cit.*

Dans les cas de salpingite tuberculeuse qui ne sont pas très avancés et où la trompe est encore reconnaissable à l'ouverture du ventre et n'est pas perdue au milieu de fausses membranes épaisses, on voit assez souvent sa surface séreuse recouverte de granulations tuberculeuses jaunes ou demi-transparentes, qui s'étendent de là sur le péritoine pelvien et même sur le péritoine de la grande cavité abdominale.

Dans un certain nombre de ces cas c'est la périto-nite tuberculeuse qui a ouvert la scène; mais en général, on admet, contrairement à l'opinion ancienne de Cruveilhier, que la tuberculisation de la trompe précède celle du péritoine. La démonstration de ce fait est des plus nettes dans quelques observations, où on a vu les granulations bacillaires envahir la séreuse pelvienne tout autour de la trompe altérée, qui est bien alors le foyer primitif d'infection.

Dans une des observations que nous citons à la fin de notre thèse (O. IX), on a trouvé des granulations tuberculeuses demi-transparentes seulement sur l'enveloppe séreuse de la trompe, qui en était tapissée tout entière des deux côtés, sans qu'il existât aucune lésion spécifique de la muqueuse ou de la musculeuse. L'ovaire et le péritoine étaient également sains. Nous n'avons pu trouver aucune autre observation de ce genre. Pourtant l'examen histologique de cette pièce a montré qu'il s'agissait bien de tuberculose.

Nous avons dit que la tuberculose salpingienne n'affectait guère la forme ulcéreuse si commune dans l'utérus. Cependant cette forme existe quelquefois et un bel exemple en a été publié dans les *Bulletins de la Société Anatomique,* par Liouville (1).

Quant à la tuberculose miliaire aiguë, elle n'existe pas au niveau des trompes d'après Daurios (2), bien qu'elle existe quelquefois au niveau du vagin et de l'utérus. Cet auteur fait en effet remarquer qu'on ne peut considérer comme telle l'éruption miliaire, qui, dans le cas de pelvipéritonite tuberculeuse, siège sur la séreuse tubaire comme sur le péritoine pelvien. Mais, ajoute-t-il, dans aucun cas on n'a observé de tuberculose miliaire aiguë des tuniques muqueuse et musculeuse même au cas de granulie aiguë. Dans ces cas de granulie aiguë, on a trouvé quelquefois des lésions tuberculeuses de la trompe, mais anciennes, constituées par de gros noyaux caséeux.

Il est inutile de dire que la lésion décrite autrefois sous le nom de produit phymatoïde ou tubercule en nappe de la trompe, qu'on croyait sécrété par la muqueuse, ne peut plus être admise aujourd'hui, au moins avec cette interprétation. Les lésions spécifiques de la muqueuse n'étaient probablement pas visibles à l'œil nu dans ces cas. Un grand nombre de ces observations anciennes sont d'ailleurs sujettes à caution, à cause de l'absence d'examen histologique. L'étude histologique de la salpingite tuberculeuse est en effet récente et date des recherches de Viedow, Munster et Orthmann en Allemagne, de Cornil en France (3).

(1) Liouville. — *Bull. de la Soc. Anat.,* 1873.
(2) Daurios. — *Loc. cit.*
(3) Voir Historique.

D'après ces auteurs, lorsqu'on pratique des coupes microscopiques d'une trompe atteinte de salpingite tuberculeuse au début, on trouve que les lésions paraissent débuter dans le tissu sous-muqueux. Les végétations de la muqueuse sont très hypertrophiées, très ramifiées. Dans leur épaisseur et à leur surface interne on trouve des cellules géantes très volumineuses. Ces cellules ont de très nombreux noyaux ovoïdes, ou bien affectent la forme de bâtonnets repliés, sinueux ou arborisés, et quelquefois des concrétions cristallines. Quelques petits follicules tuberculeux avec leur structure typique se voient également dans la charpente conjonctive de la végétation. La surface libre des villosités tubaires garde son revêtement de cellules épithéliales à cils vibratiles, sur la plus grande partie de son étendue. Par places les cellules épithéliales sont pourtant en dégénérescence graisseuse et granuleuse, et quelquefois desquamées et libres dans le muco-pus qui remplit la cavité de la trompe. En outre, on trouve dans la paroi fibro-musculaire du conduit des follicules tuberculeux plus ou moins volumineux et à divers degrés de leur développement.

Si les altérations sont plus anciennes, la coupe de la poche purulente formée par la trompe présente un aspect un peu différent. La muqueuse a disparu et est remplacée par une couche continue de tissu embryonnaire ne présentant que peu de saillie. Au-dessous de cette couche interne, on trouve une assez grande épaisseur de tissu fibreux infiltré de follicules tuberculeux. Ce qui reste de la paroi tubaire est infiltré de cellules embryonnaires et présente également des tubercules en voie de formation. Dans la couche de tissu fibreux intermédiaire entre la paroi et la couche embryonnaire, on peut trouver dans quelques cas (Cornil) des inclusions d'épithélium provenant des cellules épithéliales du revêtement de la muqueuse de la trompe. Ces inclusions épithéliales offrent la forme de glandes en tubes et sont tapissées à leur surface interne d'une couche de cellules épithéliales cylindriques formant une seule rangée. La lumière glandulaire est le plus souvent obstruée par des cellules arrondies ou ovoïdes pâles, se colorant en jaune par le picro-carminate et dont les noyaux ne sont plus visibles. Ce sont des cellules mortifiées et devenues muqueuses.

Cornil, dans le cas dont il a publié l'examen histologique, a cherché en vain le bacille de Koch. Il est assez rare de constater sa présence. Pourtant Orthmann, Werth, Jeannel, en ont trouvé.

Si d'ailleurs on doutait de la nature tuberculeuse d'une salpingite, l'inoculation à un lapin ou à un cobaye lèverait tous les doutes.

Ovaires. — Telles sont les lésions de la trompe dans la salpingo-ovarite tuberculeuse et ce sont les plus importantes, car l'ovaire, comme nous l'avons dit, est plus rarement atteint. La tuberculose de l'ovaire existe pourtant, quoi qu'en ait dit Rokitansky ; elle n'est même pas exceptionnelle, puisque M. Terrillon l'a rencontrée trois fois sur six observations, et que sur soixante-douze observations recueillies par Daurios, elle est notée douze fois.

Nous ne reviendrons pas ici sur le changement de situation de l'ovaire, sur ses rapports nouveaux avec la trompe. Disons seulement que dans bon nombre de cas anciens, l'ovaire est tellement perdu au milieu des adhérences qu'il est difficile de le retrouver et d'affirmer sa présence, même après un examen minutieux.

Souvent, cet organe est détruit presque complètement et transformé en une caverne véritable contenant de la matière caséeuse, la paroi de l'abcès étant formée par l'albuginée épaissie. L'ovaire atteint habituellement dans ce cas le volume d'une grosse noix ou d'une petite orange (1). Cette poche purulente peut se rompre en partie dans le péritoine; il se forme alors des adhérences et des kystes purulents qui atteignent quelquefois un volume considérable (Obs. XXV, Brouardel), et peuvent s'ouvrir dans le rectum.

Mais n'oublions pas que dans la majorité des cas, l'ovaire ne participe pas au processus inflammatoire. Il ne reste pas sain néanmoins, il se produit dans son intérieur un travail d'inflammation amenant rapidement les lésions scléro-kystiques du tissu ovarique si fréquentes dans toutes les salpingo-ovarites. L'organe est volumineux, parsemé à la coupe de petits kystes folliculaires, les uns renfermant un liquide séreux, les autres du sang; le tissu qui sépare ces kystes est le plus souvent dur et fibreux. De gros corps jaunes tranchent habituellement sur la couleur grisâtre du stroma ovarien, même chez des tuberculeuses qui ont de l'aménorrhée depuis plusieurs mois. Il semble que la vitalité de l'ovaire

(1) Voir les observations XXI, XXII, XXIII. Th. Brouardel.

soit diminuée et il y a là peut-être, dit Gallard, un arrêt
de vitalité comparable à celui qui conserve neuf mois
et plus le corps jaune de la grossesse.

Lorsque le tubercule a envahi le stroma ovarien, il
semble que les follicules tuberculeux se forment indiffé-
remment dans la couche ovigène ou dans la substance
bulbeuse.

On a décrit deux formes de tuberculose ovarienne (1) :

L'infiltration granuleuse de l'ovaire, très rare, qui
frapperait d'emblée tout le parenchyme ;

La tuberculose en foyers, forme de beaucoup la plus
connue. Dans ce cas, on trouve, lorsqu'on pratique une
section de l'organe, des granulations à toutes les périodes
de leur développement, depuis la granulation grise trans-
parente, et les petits foyers caséeux de la grosseur d'un
pois, jusqu'aux masses caséeuses étendues qui en se ra-
mollissant transforment l'ovaire en un noyau caséeux.

Il est malheureusement difficile de donner une bonne
description histologique de ces lésions, car les examens
histologiques d'ovaires tuberculeux manquent complètement ou sont du moins absolument insuffisants.

D'après Négrier et Pillaud, la tuberculose en foyer dé-
buterait dans les follicules ovariques en voie de régres-
sion. Mais, ce sont là des observations anciennes et qui
auraient besoin d'être contrôlées.

Comme le fait remarquer Brissaud (2), il est difficile
d'étudier les lésions à leur début, car dans l'ovaire tuberculeux tout est complètement caséifié et l'organe est
rapidement transformé en kyste purulent.

(1) VERMEIL. — *Loc. cit.*
(2) BRISSAUD. — *Arch. gén. de médecine*, 1880, p. 129.

Telles sont les principales lésions qu'on rencontre au niveau des annexes, dans les salpingo-ovarites tuberculeuses. Mais comme nous l'avons fait remarquer plus haut, les lésions tuberculeuses ne sont pas toujours bilatérales. Il peut arriver que les annexes d'un côté soient complètement saines, mais le plus souvent elles présentent au moins des altérations inflammatoires plus ou moins accentuées. Ainsi dans la thèse de Daurios, sur vingt observations de salpingectomie pour salpingo-ovarite tuberculeuse, les lésions spécifiques n'étaient unilatérales que dans cinq cas, et dans deux cas seulement (Chandelux, Routier), les annexes respectées par le bacille de Koch étaient saines. Dans les trois autres cas on trouve noté de la salpingite catarrhale, de l'hématosalpinx ou des lésions scléro-kystiques de l'ovaire et de la trompe, nécessitant la castration double.

Lésions des organes voisins. — Résumons maintenant en quelques lignes les lésions que peuvent présenter les organes voisins.

D'abord l'état de l'utérus. Il est fréquent de trouver cet organe développé, présentant les lésions de la métrite chronique, comme dans la plupart des cas de pyosalpinx. Quant aux lésions spécifiques, on peut déjà, au simple examen de la trompe, affirmer presque sûrement si l'utérus est pris. Lorsque les lésions tuberculeuses de la trompe dépassent en effet les deux tiers externes, il y a bien des chances pour que l'utérus soit pris. Dans une de nos observations (Obs. VIII), cette continuation des lésions d'un organe à l'autre était des plus nettes et l'on voyait parfaitement par transparence, sous le péritoine, les petits foyers caséeux qui criblaient la partie interne de la trompe, envahir l'utérus. Il est même remarquable de constater combien après l'ablation des annexes les lésions utérines ont rétrocédé.

Nous n'avons pas la prétention de retracer ici les lésions de la tuberculose utérine, ce serait sortir de notre cadre, et nous ne pouvons que renvoyer aux thèses de Daurios, de Vermeil et de Brouardel.

Il est un autre organe qui réagit constamment dans les salpingo-ovarites tuberculeuses, c'est le péritoine, qu'on a pu appeler le véritable réactif de l'état pathologique des organes génitaux ; surtout le péritoine pelvien, qui forme comme une séreuse à part, limitée par le détroit supérieur, barrière que l'inflammation ne franchit pas facilement.

Il est d'ailleurs presque banal d'insister à l'heure actuelle sur les relations de la salpingo-ovarite avec la pelvi-péritonite. Nous ne pourrions que répéter tout ce que nous avons dit au sujet des adhérences, des brides péritonéales fixant les annexes dans des situations anormales et les unissant aux organes voisins. Nous avons également signalé ces faits où les poussées répétées de pelvi-péritonite adhésive comblent toute la cavité pelvienne de productions néo-membraneuses.

Ces néo-membranes s'infiltrent assez souvent de follicules tuberculeux qui peuvent eux-mêmes former des abcès caséeux, de sorte que le petit bassin devient une sorte d'éponge purulente où l'on ne retrouve qu'à grand peine les annexes ; ce sont les formes les plus accentuées de la pelvi-péritonite tuberculeuse purulente.

La tuberculose de la grande cavité péritonéale accompagne également dans quelques cas, nous le savons, la tuberculose salpingienne et paraît lui être le plus souvent secondaire.

L'intestin peut présenter des lésions. Dans une de nos observations (Obs. VIII), la paroi cæcale présentait en un point où elle adhérait à la trompe droite, un abcès caséeux du volume d'une noisette.

On a cité plusieurs faits où les ganglions lombaires étaient pris. Les ganglions mésentériques peuvent également être dégénérés et la lésion en suivant le trajet des lympathiques peut atteindre la plèvre. Fernet a signalé plusieurs cas de tuberculoses péritonéo-pleurales subaiguës, ayant pour point de départ une lésion primordiale des organes génitaux (1).

Quant aux organes urinaires, ils sont habituellement sains, puisque sur 45 cas de tuberculisation des organes génitaux de la femme, Dittrich n'a observé qu'un seul exemple de ce mode de propagation. Comme le fait remarquer M. Brouardel, la tuberculisation des organes urinaires chez la femme est presque toujours primitive. Chez l'homme elle est souvent précédée de la tuberculisation des organes génitaux.

(1) FERNET. — De la tub. péritonéo-pleurale subaiguë. *Bulletin de la Soc. méd. des hôpit.*, 1884.

CHAPITRE IV

SYMPTOMES

Le processus symptomatique suivant lequel évolue la salpingo-ovarite tuberculeuse est assez variable, si bien que l'on a pu décrire à cette affection plusieurs formes cliniques. Mais plusieurs de ces formes n'ont, au point de vue auquel nous nous plaçons, aucun intérêt. Nous allons les éliminer rapidement.

Il n'est pas rare que la salpingite tuberculeuse soit absolument latente, en effet, on trouve fréquemment des lésions spécifiques des annexes en faisant des autopsies de phtisiques qui n'ont jamais présenté aucun trouble du côté de leur appareil génital. Ces faits ne sont en somme que des trouvailles d'autopsie.

Mais les salpingites ainsi latentes depuis fort longtemps peuvent tout d'un coup révéler leur présence par des accidents aigus survenant brusquement. Si ces accidents subits surviennent, comme on l'a vu, chez des malades indemnes de toute lésion tuberculeuse antérieure, le diagnostic est presque toujours égaré.

Daurios (1) a donné une bonne description de cette forme et nous ne pouvons que nous reporter au tableau qu'il en trace. Chez une femme en état de bonne santé

(1) Daurios.— *Loc. cit.*

apparente, on voit tout à coup se développer les signes du début d'une maladie générale infectieuse. Ces symptômes deviennent rapidement mieux caractérisés et, suivant leur localisation, on ne tarde pas à porter le diagnostic de fièvre typhoïde, de pneumonie, de tuberculose miliaire aigüe, de péritonite ou de méningite. Mais en tout cas, rien n'attire l'attention du côté des organes génitaux et toujours les phénomènes généraux dominent la scène. La mort survient constamment et on est tout étonné à l'autopsie, de trouver des lésions récentes dans tous les organes où on croyait la localisation faite, et la seule lésion tuberculeuse ancienne dans les trompes. Ces faits se rencontrent assez fréquemment chez des enfants (1).

Mais en général, que la tuberculose des annexes soit primitive ou qu'elle se produise chez une femme déjà en puissance de lésions tuberculeuses, elle suit une marche chronique.

Les symptômes de cette affection sont les mêmes à peu de chose près que ceux de toutes les salpingites et en particulier des pyo-salpinx.

Mais avant d'en entreprendre la description, répétons encore que nous ne voulons décrire ici que la salpingite tuberculeuse primitive, ou du moins évoluant chez un sujet ne présentant dans ses autres organes que peu de manifestations spécifiques.

Début.— La période prodromique est longue, elle peut durer de plusieurs mois à un an et plus, et les symptômes

(1) MONOD. — *Soc. anatomique*, déc. 1867, et CAYLA, id., mai 1881.

par lesquels va se trahir l'affection évoluent insidieuse-
ment.

C'est souvent après une grossesse que les premiers
troubles apparaissent. La malade, bien réglée aupara-
vant, voit ses règles devenir irrégulières. Les époques
menstruelles se prolongent plus longtemps que d'habitude, des douleurs sourdes dans le bas-ventre se mon-
trent pendant toute la durée de l'écoulement sanguin.
Outre les menstrues, on note un peu de leucorrhée,
quelques douleurs hypogastriques ou plutôt une sensation presque continuelle et fatigante de pesanteur dans
le petit bassin.

Malgré cela, la malade peut encore vaquer à ses occupations, tout au plus est-elle obligée de s'aliter quelque
temps à l'époque de ses règles.

Peu à peu, les douleurs augmentent, s'irradient
dans les reins et dans les cuisses, et la malade vient
consulter ayant souvent peu de fièvre, mais les forces
très diminuées. Il n'est pas rare que la malade ne se
décide à venir voir le médecin qu'à l'occasion d'un
accès de pelvi-péritonite par lequel l'affection peut même
se révéler.

Nous n'insistons pas ici sur les signes bien connus
de la pelvi-péritonite. Nous désirons seulement rappeler
que lorsqu'on voit la malade à ce moment, il est bien
difficile de reconnaître la cause de l'inflammation du
péritoine pelvien. Le ventre tendu et météorisé est tellement douloureux que le fait seul de le toucher avec la
main provoque une contraction musculaire réflexe
empêchant tout palper. Tout au plus, pourra-t-on par

le toucher vaginal soupçonner dans quelques cas la lésion des annexes.

Mais spontanément, ou sous l'influence d'une médication appropriée, la pelvi-péritonite s'amende au bout de quelques jours, et alors on peut constater tous les signes d'une lésion inflammatoire salpingo-ovarienne.

Signes physiques. — La pression au niveau des fosses iliaques provoque une douleur en général modérée, très vive quelquefois. Le palper profond, lorsqu'il est possible, chez les femmes un peu âgées à paroi abdominale flasque, ou chez les femmes qui ont eu plusieurs enfants, fait souvent constater la présence dans le petit bassin d'un empâtement profond uni ou bi-latéral. La cavité pelvienne peut être complètement comblée, pour peu que l'affection soit déjà ancienne, par une masse irrrégulière et bosselée. Il est exceptionnel de constater la présence d'une véritable tumeur soulevant la paroi abdominale dans une plus ou moins grande étendue.

La percussion permet de constater que cette tuméfaction est mate, mais en général les anses intestinales étant agglutinées au devant de la masse salpingienne et lui adhérant on a au contraire de la sonorité.

C'est surtout l'exploration vaginale qui nous donne une série de renseignements de la plus haute importance nous permettant de poser le diagnostic, même de salpingite tuberculeuse ou d'altération des annexes.

La plupart des sensations fournies par le col de l'utérus et sur lesquelles s'étendaient à l'envie les anciens gynécologues, ne peuvent, comme le fait remarquer

M. Terrillon (1) avoir aucune importance. L'exploration du museau de tanche ne nous fournit que deux renseignements importants : la diminution de la mobilité de l'utérus et la déviation de l'organe. Dans le cas de salpingite, surtout de salpingite tuberculeuse, où, comme nous le savons, les adhérences pelviennes ont un développement et une résistance considérable, les mouvements de l'utérus sont en effet gênés par les productions néo-membraneuses et plus ou moins abolis.

Enfin les déviations utérines dues au refoulement de la matrice par les annexes enflammées et augmentées de volume ont aussi leur importance Souvent l'utérus est refoulé tout entier en avant et accolé à la symphyse pubienne, souvent aussi il bascule en arrière ou bien encore s'incline latéralement à droite ou à gauche. C'est après avoir acquis ces premières notions que le doigt se porte plus profondément en déprimant les culs-de-sac vaginaux.

La pression du doigt au fond des culs-de-sac est douloureuse et détermine souvent les cris de la malade. En même temps que le doigt provoque cette douleur, il a la sensation d'une masse dure, bosselée, ou au moins d'un empâtement au niveau du cul-de-sac vaginal. Si, en même temps qu'on pratique cette exploration, on déprime de la main restée libre la paroi abdominale, la perception de la tuméfaction péri-utérine est rendue plus facile. Par ce moyen, on peut également, avec un peu d'habitude, prendre entre ses deux mains la néo-

____

(1) Terrillon. — *Ovarites et salpingites*, 1891, p. 49.

plasie inflammatoire formée par les annexes et apprécier jusqu'à un certain point sa forme et son volume.

Dans la grande majorité des cas, c'est au niveau du cul-de-sac postérieur qu'on sent la tumeur salpingienne, les annexes enflammées ayant tendance à se loger en arrière. Assez souvent elles sont tombées sur les côtés de l'utérus et c'est dans le cul-de-sac latéral, quelquefois d'un seul côté qu'on les trouve. Rarement elles occupent le cul-de-sac antérieur.

Chez les femmes maigres ayant eu plusieurs enfants, cet examen suffit largement pour donner tous les renseignements nécessaires; mais chez les femmes grosses, dont la paroi abdominale est recouverte d'un épais pannicule adipeux et dont la vulve est étroite, il faut le plus souvent avoir recours à la chloroformisation pour que la résolution musculaire permette la palpation profonde.

Dans ces cas, cependant, les notions fournies par le toucher rectal peuvent être suffisantes pour poser le diagnostic. Par ce moyen, le doigt est conduit jusqu'au niveau de la région des annexes et peut constater directement leurs altérations. Le toucher rectal ne doit jamais être négligé, mais c'est surtout lorsque les annexes sont tombées en arrière, dans le cul-de-sac de Douglas, qu'il permet de bien apprécier le volume de la salpingite et ses rapports avec le rectum et la face postérieure de l'utérus.

M. Brouardel insiste déjà, dans sa thèse, sur l'importance du toucher rectal, et, comme il le fait remarquer, il peut arriver que l'état de virginité de la malade en fasse une nécessité.

L'exploration digitale soit par le vagin, soit par le rectum, a donc une importance considérable; l'examen au spéculum ne nous donne au contraire que fort peu de renseignements. Il peut nous permettre seulement de constater les écoulements qui se produisent par le col de l'utérus et dans de très rares cas, de trouver un signe sur lequel M. Routier a beaucoup insisté, c'est l'augmentation de l'écoulement purulent utérin par la pression sur la région ovarique. Ce symptôme aurait, d'après Daurios, déjà été remarqué par Pégot, en 1834, dans un cas de tuberculose de la trompe.

Surtout, on ne doit jamais manquer, lorsqu'on soupçonne une salpingite tuberculeuse, de recueillir avec soin un peu de l'écoulement utérin et de le soumettre à l'examen microscopique pour y rechercher le bacille de la tuberculose. Sa présence assure le diagnostic, mais malheureusement il est fort rare de pouvoir le constater.

A côté de ces signes physiques, la malade accuse constamment des troubles fonctionnels divers.

S. fonctionnels. — Nous avons déjà parlé des douleurs qui rendent bientôt tout travail impossible, empêchent la marche et forcent la malade à s'aliter au moins au moment des règles. A cette époque, en effet, les phénomènes douloureux présentent toujours une recrudescence.

Une douleur spéciale qu'on rencontre dans la plupart des salpingites se constate également dans beaucoup de cas de tuberculose des annexes, c'est la douleur de la défécation qui est quelquefois une souffrance horrible. Aussi la constipation est-elle habituelle.

Les troubles de la miction, envies fréquentes d'uriner, douleur en urinant, se rencontrent aussi dans la grande majorité des cas.

Quant aux règles, non seulement elles sont douloureuses, mais elles sont souvent troublées dans leur fréquence et leur durée. Il semble pourtant que l'on observerait moins souvent de phénomènes hémorragiques dans cette affection que dans les autres salpingo-ovarites.

Il peut arriver que les règles soient absolument normales ou que la malade présente de l'aménorrhée complète. Cette aménorrhée n'est fréquente que dans les cas de lésions anciennes où la malade est déjà profondément affaiblie.

Les écoulements leucorrhéiques ont une grande importance, puisqu'on peut y trouver le bacille de Koch. Pour Brouardel, ces écoulements auraient déjà par eux-mêmes des caractères particuliers pouvant mettre sur la voie du diagnostic. On constaterait en général, « un « écoulement un peu opaque, jaunâtre, quelquefois vert « pistache, doué d'une odeur désagréable rappellant un « peu l'odeur des écoulements cancéreux. »

En réalité, il ne faut guère se baser sur ce signe qui est des plus variables.

Les troubles fonctionnels ne nous donnent donc que peu de renseignements sur la nature de l'affection, mais il n'en est pas de même de l'état général.

L'état général est moins bon, l'amaigrissement plus

considérable que dans les autres formes de salpingite, lors même que les autres organes sont sains et que l'examen minutieux de la malade ne permet de constater ailleurs aucune lésion tuberculeuse évidente. Cet affaiblissement rapide de la santé générale dans la salpingo-ovarite tuberculeuse contraste absolument avec l'état de santé en général satisfaisant dont jouissent beaucoup de femmes atteintes de lésions inflammatoires des annexes. Il est fréquent, en effet, de voir des femmes atteintes de graves lésions de la trompe, déjà anciennes et très douloureuses, conserver leur embonpoint et l'aspect extérieur d'une bonne santé. L'élévation de la température tous les soirs à 38° et 39° est habituelle dès que la suppuration s'est produite.

Marche. — La marche de l'affection qui nous occupe présente aussi quelques points spéciaux. La salpingite tuberculeuse a une évolution lente et chronique, mais très souvent entrecoupée par des poussées aiguës. A la suite d'une fatigue, d'un travail exagéré, ou sans cause appréciable, les douleurs dans le bas ventre augmentent et forcent la malade à prendre le lit, l'abdomen se météorise et devient d'une sensibilité exagérée, les vomissements, d'abord alimentaires, deviennent rapidement bilieux, et la température monte à 39°, 40° . La malade fait une poussée de pelvi-péritonite. Au bout de trois semaines, un mois, tout rentre dans l'ordre, mais les symptômes préexistants à la poussée inflammatoire ont subi en général une légère aggravation.

Tous les auteurs, depuis Brouardel, insistent sur la

fréquence de ces poussées de pelvi-péritonite et elles se trouvent notées dans la plupart des observations. La répétition de ces accidents inflammatoires pendant plusieurs années, à de courts intervalles, permettrait même d'affirmer le diagnostic de tuberculose des annexes. Sans vouloir diminuer l'importance de ce signe, nous dirons avec M. Terrillon, que sa valeur est certainement un peu exagérée.

Sous l'influence de ces poussées aiguës, qui minent de plus en plus son état général déjà affaibli, la malade ne tarde pas à se cachectiser et à succomber. La tuberculisation pulmonaire ou péritonéale apparaît habituellement à cette période terminale, si elle n'a pas précédé la lésion des annexes, et contribue encore à l'affaiblissement du sujet. C'est dans ces formes ultimes que l'on peut constater le balancement qu'Aran a décrit entre les lésions pulmonaires et génitales.

Quand un des deux appareils éprouve une exacerbation dans ses manifestations morbides, l'autre se calme et tend vers une guérison peu durable, car c'est bientôt lui dont les manifestations symptomatiques tiennent le premier rang.

Il arrive quelquefois qu'une amélioration notable, mais passagère peut se produire à la suite de l'ouverture d'un abcès caséeux dans le rectum et le vagin.

Le plus souvent, ce soulagement n'est que transitoire, car la fistule ainsi produite se bouche facilement. D'ailleurs, la poche ne tarde pas à s'infecter et la malade meurt dans l'hecticité.

Cependant, bien qu'on n'en possède pas d'observations bien concluantes, il est bien possible que la salpingo-ovarite tuberculeuse puisse quelquefois guérir spontanément, comme la plupart des autres tuberculoses locales.

CHAPITRE V

DIAGNOSTIC

Après le tableau clinique que nous venons d'esquisser, on comprend qu'il est bien difficile, dans l'immense majorité des cas, de poser le diagnostic de salpingo-ovarite tuberculeuse. Dans la plupart des observations, à moins de cas très exceptionnels (comme par exemple le fait si intéressant de Jeannel) (1), le diagnostic de salpingo-ovarite a bien été posé, mais la nature tuberculeuse de l'affection n'a pas été reconnue.

Est-ce à dire cependant que ce diagnostic est impossible, comme l'affirme L. Tait (2) : « Le cancer et la tuberculose s'étendent de l'utérus dans les trompes, mais nous pouvons laisser de côté toutes ces affections en disant, que leur diagnostic est impossible, et qu'il serait de peu d'importance, s'il pouvait être fait. »

Nous croyons au contraire, que ce diagnostic de salpingite tuberculeuse peut être établi quelquefois, sinon avec une certitude absolue, au moins avec une assez grande approximation.

Les observations sont là d'ailleurs pour le prouver (Voir Obs. I, II, VI, Terrillon. — Obs. X, Peyrot). Et il ne faudrait même pas arriver jusqu'à nos jours pour

---

(1) JEANNEL. — *Gaz. hebd, de méd. et de chir.*, 1er juin 1888.
(2) LAWSON TAIT. — *Maladies des ovaires et des oviductes.* Paris, 1886, p. 100.

trouver des cas où la nature tuberculeuse d'une affection des annexes ait été affirmée.

En parcourant les observations contenues dans les thèses déjà anciennes de Brouardel et de L. Giraud, nous avons trouvé deux cas où le diagnostic avait été très franchement posé.

Dans l'observation XXX de la thèse de Brouardel, nous trouvons la relation d'un cas où Boucher de la Villejossy (médecin de Saint-Antoine, 1860), « se fondant sur les caractères spéciaux que présente au toucher la tumeur péri-utérine, ses bosselures, sa marche progressive, en même temps que la tuberculisation pulmonaire suit une marche rapidement funeste, se crut autorisé à diagnostiquer une ovarite tuberculeuse »; Diagnostic vérifié à l'autopsie.

L'observation I de la thèse de L. Giraud relate également l'histoire d'un cas où Béhier porta, chez une phtisique avérée, le diagnostic de « tuberculisation des annexes ». Là aussi, l'examen anatomique vient confirmer les données fournies par la clinique.

Dans ces faits, il s'agit, il est vrai, de lésions des annexes survenues chez des femmes manifestement tuberculeuses. Le diagnostic est évidemment plus difficile dans les cas que nous avons en vue, c'est-à-dire chez des sujets ne présentant que peu ou pas de tares tuberculeuses.

Aussi, chez une malade atteinte de salpingo-ovarite, la nature tuberculeuse de cette affection ne pourra être établie qu'après un interrogatoire et un examen très minutieux.

On doit d'abord rechercher avec soin les antécédents tuberculeux héréditaires ou personnels du sujet, et examiner attentivement tous les organes pour pouvoir y dévoiler la moindre lésion spécifique. C'est ainsi que la présence de cicatrices d'adénites tuberculeuses cervicales dans un cas de M. Terrillon, la présence d'une tumeur blanche ancienne du genou, guérie avec ankylose, chez une malade de M. Peyrot, ont pu mettre sur la voie du diagnostic. La notion étiologique a aussi son importance. Lorsqu'on ne trouve dans le passé de la malade aucune affection puerpérale ou blennorrhagique ayant pu déterminer l'inflammation de la trompe, aucun de ces troubles subits de la menstruation, qui précèdent habituellement l'apparition d'un hémato-salpinx, on pense tout naturellement à la tuberculose.

L'absence de ces données étiologiques, acquiert une importance capitale lorsqu'on a affaire, ce qui n'est pas absolument rare, à une affection des annexes chez une petite fille ou chez une jeune fille encore en état de virginité. On peut alors affirmer presqu'à coup sûr l'existence d'une salpingite tuberculeuse.

Les troubles douloureux dont se plaint la malade n'ont en général rien de bien caractéristique, et nous ne pouvons ajouter, malgré l'autorité de Hégar, que peu d'importance à l'existence de ces douleurs sourdes, à marche lente, mais paroxystique (douleurs spasmodiques-krampfartige des Allemands). Les caractères de l'écoulement utérin ont été assez fréquemment invoqués. L'utérus laisse quelquefois échapper un liquide jaunâtre, puriforme, d'aspect caséeux caractéristique, qui indiquerait la nature de la lésion. La présence du bacille de Koch dans ce liquide est évidemment pathognomonique. Malheureusement il s'agit alors d'une tuberculose trop ancienne, puisque l'utérus n'est habituellement pris qu'après les trompes. La maladie est alors trop étendue, pour que l'ablation des annexes puisse donner un résultat heureux et durable.

Un autre signe sur lequel insistaient beaucoup les anciens auteurs, les alternatives des poussées pelviennes et pulmonaires est également un symptôme trop tardif pour avoir, à notre point de vue, aucun intérêt.

Les notions fournies par le toucher, qui sont si importantes au point de vue du diagnostic de la salpingo-ovarite elle-même, nous sont d'un bien faible secours, pour diagnostiquer son origine tuberculeuse. La dureté particulière de la tumeur salpingienne, les bosselures spéciales que l'on peut constater dans le fond des culs-de-sac vaginaux sont notées dans plusieurs des observations de M. Terrillon, mais ces signes se rencontrent bien fréquemment en dehors de la tuberculose.

M. Terrillon (1) a aussi insisté sur l'unilatéralité des lésions. « La salpingite tuberculeuse, dit-il, peut être uni-
« latérale (il en cite un cas), caractère qui existe sou-
« vent pour les organes génitaux de l'homme, épididyme
« et testicule, au moins pendant une certaine période.
« Or, nous savons, d'après le dire de la plupart des opé-
« rateurs, que la salpingite ordinaire inflammatoire est
« toujours double. Cette absence de bilatéralité de la lé-
« sion tuberculeuse pourra servir à établir dans quel-

(1) *Arch. de Tocologie*, 1889.

« ques cas la nature tuberculeuse de la lésion ». Il faudra évidemment tenir compte de ce signe, mais il ne faudrait pas s'en exagérer la valeur, car la lésion tuberculeuse dans presque toutes les observations est bilatérale (1).

Un signe beaucoup plus important, au point de vue du diagnostic est l'état général de la malade. Nous avons déjà insisté, à propos de la symptomatologie, sur l'amaigrissement et l'affaiblissement rapide du sujet, même avec des lésions minimes; nous avons opposé cette dépression de l'organisme à l'état de santé apparente de la plupart des femmes atteintes de pyo-salpingite. La marche de la maladie, son évolution, doivent aussi être prises en considération. Les poussées de pelvi-péritonite s'observent souvent dans la plupart des salpingites purulentes, mais elles semblent être plus fréquentes encore dans le cas de tuberculose de la trompe.

Cette analyse de la valeur diagnostique des différents symptômes nous permet de comprendre qu'on pourra établir dans certains cas le diagnostic de salpingite tuberculeuse.

Si nous avons affaire par exemple à une jeune fille vierge, qui présente des lésions des annexes, même lorsqu'elle n'aurait pas d'antécédents bacillaires, nous sommes autorisés à affirmer, presque à coup sûr, la tuberculisation de la trompe.

Si, au contraire, notre malade est une femme adulte, ayant quelques antécédents tuberculeux, soit héréditaires, soit surtout personnels, n'ayant eu ni avortement,

(1) Voir à l'Anatomie pathologique.

ni suite de couches, ni blennorrhagie capable d'engendrer la salpingo-ovarite, si l'évolution de la lésion s'est accompagnée de nombreuses poussées inflammatoires du côté du péritoine pelvien, et si enfin il existe un affaiblissement marqué de l'état général, le diagnostic de salpingo-ovarite tuberculeuse devra être accepté.

Ce n'est donc pas, en nous basant plus spécialement sur tel ou tel symptôme, que nous poserons le diagnostic, c'est en nous appuyant sur l'ensemble des symptômes et sur la marche de l'affection.

Malgré tout, il arrivera dans bien des cas, que la nature précise de la maladie ne pourra être déterminée, surtout si l'affection est à son début. Il est évident que dans notre observation (Ob. IX) on ne pouvait songer à une salpingite tuberculeuse et qu'on ne pouvait poser qu'un diagnostic, celui de salpingite catarrhale.

Aussi, souvent, ce que nous devrons diagnostiquer, c'est l'utilité de l'intervention chirurgicale ou sa contre-indication, sujet que nous allons discuter au chapitre suivant.

CHAPITRE VI

TRAITEMENT

Le traitement médical est malheureusement impuissant contre la salpingo-ovarite tuberculeuse. Il ne peut nous rendre de services qu'au moment des crises aiguës de l'affection, c'est-à-dire des poussées de pelvi-péritonite, ou bien à la période terminale de la maladie, pour calmer les souffrances des malades.

Mais depuis les progrès de la chirurgie moderne, on a proposé et appliqué un assez grand nombre de fois le traitement chirurgical, c'est-à-dire l'extirpation des annexes par la laparotomie. C'est ce traitement que nous allons étudier, en discutant successivement ses indications et ses contre-indications et en montrant, observations en main, les avantages que la malade peut en tirer tant au point de vue local, qu'au point de vue général.

« Il est certain, dit M. Terrillon (1), qu'une lésion tu-
« berculeuse des trompes et des ovaires, surtout quand
« elle a commencé à donner quelques troubles du côté
« du péritoine, est soumise aux mêmes lois que les au-
« tres tuberculoses locales. Celles-ci sont toujours trai-
« tées chirurgicalement, quand la région le permet et
« quand on peut enlever le mal dans sa totalité; c'est là

(1) Terrillon. — *Arch. de Tocologie*, 1889.

« une règle sur laquelle tous les chirurgiens modernes
« sont d'accord...

« La tuberculose de la trompe et de l'ovaire rentre
« donc dans la loi normale, puisque grâce à la laparo-
« tomie, actuellement presqu'inoffensive, on peut enle-
« ver entièrement les parties malades ».

Comme le fait remarquer le même auteur, il est tout
aussi logique d'enlever les foyers tuberculeux des organes génitaux internes de la femme, que ceux du testicule ou de l'épididyme chez l'homme. Cette ablation
s'impose même d'autant plus, que les accidents que ne
tardent pas à provoquer du côté du péritoine la salpingite tuberculeuse, sont bien autrement graves que ceux
que provoque du côté de la vaginale et du scrotum
l'épididymite tuberculeuse. L'intervention chirurgicale
est donc légitime dans la salpingite tuberculeuse, mais
on ne doit pas l'appliquer sans discernement à tous les
cas. Aussi devons-nous en discuter les indications et
les contre-indications.

Indications. — L'opération est évidemment indiquée
dans les cas de tuberculose primitive. C'est alors que le
chirurgien a les plus beaux succès. Témoin par exemple, le cas publié par Hegar d'une femme opérée par lui
de salpingo-ovarite tuberculeuse primitive et très bien
portante cinq ans après l'opération. Nous ferons remarquer seulement que dans ces faits, on intervient presque
toujours sans connaître la nature tuberculeuse de l'affection, croyant avoir affaire à une salpingite inflammatoire simple.

On doit aussi intervenir dans les cas où il existe une lésion pulmonaire mais peu accentuée, surtout si cette lésion reste stationnaire ou même semble s'amender, tandis que la lésion génitale tend à s'étendre. Le chirurgien devrait se conformer aux mêmes règles si l'affection bacillaire avait atteint un autre organe que le poumon. Mais ce cas est rare. Dans une de nos observations (Obs. X), la malade avait une tumeur blanche au niveau du genou, mais guérie avec ankylose, qui ne pouvait être évidemment une contre-indication à la laparotomie.

Enfin, la présence d'une péritonite tuberculeuse consécutive aux lésions des annexes ne doit pas arrêter l'opérateur, pourvu que la lésion péritonéale ne soit pas trop ancienne et surtout n'ait pas trop retenti sur l'état général du sujet. L'envahissement de la séreuse abdominale est même une indication à intervenir rapidement, puisqu'aujourd'hui, l'influence heureuse de la laparatomie sur la marche de la péritonite tuberculeuse est un fait bien démontré.

Les véritables contre-indications se tirent de l'état général trop mauvais et de l'étendue trop grande des lésions.

En présence d'une femme offrant tous les caractères de la cachexie tuberculeuse, le chirurgien devra évidemment s'abstenir.

L'envahissement de l'utérus, la production de fistules abdominales, vaginales ou rectales sont également des contre-indications formelles, puisqu'alors l'ablation totale des lésions est impossible.

Dans ces cas, le chirurgien pourra cependant pratiquer quelquefois une opération palliative, comme par exemple l'ouverture abdominale ou vaginale d'un abcès caséeux, avec lavage, drainage et raclage de la poche.

Il est possible qu'une amélioration survienne à la suite de ces opérations incomplètes.

Ainsi Fernet (1) a vu un foyer tuberculeux des annexes s'ouvrir dans le vagin et guérir avec des alternatives d'amélioration et de rechutes avec seulement un peu d'empâtement. Laroyenne a ouvert trois fois par le vagin des collections purulentes chez des femmes phtisiques et a constaté de l'amélioration notable des douleurs pelviennes.

On ne peut tracer de règle de conduite pour ces opérations incomplètes et le chirurgien sera seul juge de leur opportunité. Aussi nous n'insistons pas davantage sur elles et nous passons immédiatement à l'étude de la technique de l'ablation totale des annexes par la laparotomie.

C'est Von Mandach (2) qui, pour la première fois, en 1883, a tenté cette intervention. Mais c'est Hégar (3) (de Fribourg) qui le premier, a opéré de parti pris, le diagnostic précis de tuberculose des annexes étant posé.

Depuis, les opérations se sont assez multipliées pour que la technique en soit bien réglée. Elle ne diffère guère d'ailleurs, de celle qu'on suit dans toute laparotomie pratiquée pour pyo-salpinx.

(1) Th. DERVILLE, 1887. Obs. I.
(2) VON MANDACH, 1884. — (*Corresp. fur Schweizer lerize*).
(3) HÉGAR. — *Loc. cit.*

Technique opératoire. — Nous n'insisterons pas, bien entendu, sur les précautions antiseptiques à prendre avant et pendant l'opération. Ce sont aujourd'hui des recommandations banales et qui doivent être connues de tous.

Le premier temps de l'opération, c'est-à-dire l'ouverture de la paroi abdominale ne présente rien de spécial. Cependant, il ne faudra pas craindre de faire une incision abdominale un peu plus grande que pour les salpingectomies ordinaires, les difficultés de la décortication obligeant souvent le chirugien à introduire sa main en entier dans l'abdomen.

Dans un second temps, on cherche à écarter le grand épiploon et les anses intestinales qui masquent la tumeur. Lorsque ces organes ne sont adhérents ni à la paroi abdominale ni aux annexes, il suffit de les refouler avec de larges éponges pour libérer le champ opératoire. Malgré cela, il arrive souvent que les intestins glissent sous les éponges et viennent constamment embarrasser l'opérateur. Aussi, croyons-nous, que la position inclinée de la malade, suivant la méthode de Trendelenburg rend de grands services dans ce cas. S'il n'y a pas d'adhérences intestinales aux organes pelviens, les intestins tombent immédiatement vers le diaphragme, l'utérus se présente pour ainsi dire au niveau de la plaie, la vessie est très visible en avant, et en écartant les lèvres de l'incision abdominale on aperçoit facilement les annexes S'il y a, au contraire, des adhérences de l'intestin aux organes pelviens, on ne trouve plus dans le petit bassin que les annexes qui y ont contracté des adhérences, les autres ont obéi à la pesanteur et se sont déjà rétractés vers le diaphragme. Il est alors relativement facile de détacher avec soin ces adhérences que l'on a sous les yeux.

Nous avons vu cette année même, M. Peyrot avoir recours avec beaucoup d'avantages à cette situation inclinée dans un cas de salpingite tuberculeuse. M. Delagenière (1), dans un mémoire qu'il a publié récemment sur « le plan incliné dans certaines laparotomies » insiste beaucoup sur les services qu'il lui a rendu dans l'extirpation d'une salpingite tuberculeuse. (Voir observation XI.)

Quel que soit le procédé employé, les annexes une fois découvertes, on doit tâcher de procéder à leur libération. Si l'on se rappelle ce que nous avons dit au sujet des adhérences intimes qui unissent la trompe et l'ovaire enflammés aux parois pelviennes, à l'utérus et au rectum, on comprendra toute la difficulté qu'il y a dans les cas un peu anciens à pratiquer l'extirpation totale des parties malades. Ce n'est qu'avec la plus grande peine qu'on arrive à déchirer le tissu fibreux de nouvelle formation qui entoure la masse salpingienne.

Aussi, il arrive souvent que lorsqu'il existe des abcès tuberculeux, le chirurgien perfore malgré lui la poche purulente et le pus pénètre dans la cavité péritonéale qu'il infecte. Pour prévenir cet accident, il faut à mesure qu'on avance dans le travail de décortication, glisser aussi profondément que possible entre la main qui

(1) Delagenière. — Du plan incliné dans cert. laparotomie. *Progrès médical*, 91.

rompt les adhérences et les intestins refoulés en arrière, des éponges montées. On empêche ainsi le pus de s'épancher au loin en cas de rupture.

La masse salpingienne étant décortiquée et pédiculisée sur la corne utérine, on lie le pédicule en chaîne avec un gros fil de soie et on le coupe au thermo-cautère. C'est là une excellente précaution qui prévient l'infection possible du péritoine par la surface habituellement septique du moignon résultant de la section de la trompe. Il est bon de plonger la pointe du thermo dans les petits foyers caséeux qui peuvent s'apercevoir encore sur le moignon ou même sur la corne utérine comme dans notre observation (O.VIII).

Il arrive quelquefois, lorsque les lésions sont bilatérales, que l'on ne peut enlever que l'ovaire et la trompe d'un seul côté, l'autre étant trop adhérent pour être décortiqué. Dans ce cas, l'opération quoiqu'incomplète est encore profitable aux malades. D'ailleurs, comme nous le dirons plus loin, la laparotomie exploratrice pratiquée quelquefois pour des salpingites impossibles à enlever a donné des améliorations notables.

On pourrait aussi, lorsqu'il existe des abcès assez volumineux de la trompe et de l'ovaire, impossibles à extirper, les ouvrir, les curer et les suturer à la paroi abdominale. Mais nous restons alors dans le cadre des opérations palliatives dont nous avons déjà parlé.

Supposons donc que l'ablation complète des parties malades est terminée. Avant de refermer le ventre, il faut pratiquer la toilette du péritoine. Un simple nettoyage de la séreuse et surtout des cavités du petit bassin avec des éponges montées est suffisant lorsqu'il n'y a pas eu d'épanchement de pus pendant la décortication.

Dans le cas contraire, il est bon de faire un lavage abondant du péritoine avec de l'eau bouillie et filtrée à 35º. M. Terrillon en particulier, s'en montre un chaud partisan.

Qu'on lave le péritoine, ou qu'on se contente de prati_ quer sa toilette avec des éponges, il sera nécessaire, lorsqu'il y a rupture d'un foyer purulent, de pratiquer le drainage. Ce drainage peut se faire avec un gros drain en caoutchouc qui plonge par une de ses extrémités dans le cul-de-sac de Douglas, il vient ressortir par l'autre dans l'angle inférieur de l'incision abdominale. Mais actuellement, la plupart des chirurgiens préfèrent employer le drainage à la Mickulickz, c'est-à-dire le drainage capillaire fait avec de la gaze antiseptique, qui donne d'excellents résultats. Ce procédé a encore l'avantage dans les cas où la surface de décortication est large et saignante de constituer un tamponnement hémostatique précieux.

L'opération est terminée par la suture de la paroi abdominale et par un pansement iodoforme ou salolé maintenu autour de l'abdomen par un large bandage de flanelle.

Résultats opératoires. Daurios, dans sa thèse, donne une statistique opératoire qui comprend 24 observations; nous avons pu de notre côté réunir 17 nouveaux cas.

Nous arrivons donc à un total de 41 observations.

Sur ces 41 cas, où l'on est intervenu, on ne compte que trois morts opératoires, c'est-à-dire 7 % de mortalité. Le résultat opératoire immédiat est donc assez favorable.

Mais nous devons analyser de plus près les observations pour tâcher d'apprécier le plus exactement possible les résultats éloignés de l'intervention. C'est seulement lorsque nous aurons fait cette étude que nous pourrons juger sérieusement la valeur du traitement chirurgical de la salpingo-ovarite tuberculeuse.

Examinons d'abord les 24 observations publiées par Daurios. Sur ces 24 cas :

Trois fois le chirurgien n'a pu pratiquer qu'une laparotomie exploratrice, intervention qui a donné les résultats suivants : une malade guérie (Hégar), une améliorée (Chandelux), une stationnaire (Spœth).

Quatre fois on a eu affaire à des tumeurs volumineuses, largement adhérentes et l'opération a été particulièrement longue et pénible :

Une survie de quatre mois (Jeannel).

Une survie de trois mois (Spœth).

Une survie de cinq semaines (Weststone).

Une mort (Kœtschau).

Dix-sept fois, l'opération a été pratiquée dans de bonnes conditions, les lésions étant peu avancées, l'état général étant bon :

Un cas bien portant au bout de cinq ans (Hégar).

Un cas bien portant au bout de trois ans.

Un cas bien portant au bout de deux ans et demi, puis mort par tuberculose pulmonaire.

Un cas bien portant au bout de deux ans, morte phtisique.

Un cas bien portant au bout d'un an.

Un cas bien portant au bout de cinq mois, puis perdu de vue.

Une récidive de péritonite tuberculeuse après deux ans pendant lesquels la malade a joui d'une bonne santé.

Neuf cas, pas suivis ou trop récents.

Un cas, mort au sixième jour de péritonite septique (la tumeur s'était déchirée).

Dans tous ces cas, la convalescence a été rapide et l'état général rapidement amélioré.

Sur les dix-sept observations que nous avons recueillies, nous ne comptons qu'une seule mort opératoire (Obs. I, Terrillon). Il s'agissait d'une salpingite tuberculeuse ancienne, très volumineuse, chez une femme profondément affaiblie. De plus, la poche purulente s'était rompue dans le péritoine au cours de l'opération.

Les seize autres cas d'intervention ont été suivis d'un succès opératoire immédiat.

Mais sur ces seize observations, trois sont trop récentes (Obs. X, Peyrot) (Obs. XI, Delagenière) (Obs. XVII, Polaillon) pour être suffisamment renseigné sur l'avenir de la malade. Dans une autre, Obs. XII (Stemann), la malade n'a pas été suivie assez longtemps. Il nous reste donc en somme douze cas avec les résultats suivants :

Une malade bien portante au bout de trois ans (Obs. XV, L. Championnière).

Une malade bien portante au bout de deux ans et demi (Obs. XIII, Stemann).

Une malade bien portante au bout de deux ans (Obs. IV, Terrillon).

Une malade vivante au bout de deux ans, mais atteinte de tuberculose pulmonaire (Obs. VI, Terrillon.)

Une malade bien portante au bout d'un an et demi (Obs. V, Terrillon). Cinq malades bien portantes au bout d'un an (Obs. III-VII, Terrillon) (Obs. VIII-IX, Chaput) (Ob. XVI, Lucas Championnière).

Deux malades mortes de tuberculose généralisée un an après l'opération (Obs. II, Terrillon. — Obs. XIV, Stemann).

Ces résultats sont, en somme, très encourageants. On peut nous dire, il est vrai, que la plupart de nos observations sont trop récentes pour qu'il soit permis d'affirmer la guérison radicale des malades.

Aussi, ne prétendons-nous pas que l'extirpation des annexes tuberculeuses amène la guérison complète des sujets atteints et prévienne toute récidive. Mais ce que nous pouvons affirmer, c'est que par une opération dont la gravité n'est pas très grande, on peut rendre aux malades les plus grands services, tant au point de vue local qu'au point de vue général. Des femmes souffrantes depuis plusieurs années et qui sont bien souvent de véritables infirmes, peuvent, en effet, peu de temps après l'intervention chirurgicale, reprendre leurs occupations habituelles.

En outre, il est relativement peu fréquent que la tuberculose récidive dans d'autres organes. Sur les 12 cas dont nous rapportons l'histoire, la récidive ne s'est montrée, en effet, que trois fois : une fois au bout de deux ans, deux fois au bout d'un an.

CONCLUSIONS

La salpingo-ovarite tuberculeuse est assez fréquente.
C'est en tous cas, la plus commune des affections tuberculeuses des organes génitaux de la femme.

Cette affection est le plus souvent secondaire, mais la
salpingite tuberculeuse primitive n'en existe pas moins.

La trompe est prise beaucoup plus souvent que l'ovaire ; les lésions peuvent être unilatérales, mais rarement.

Cette tuberculisation locale provoque les mêmes accidents et présente les mêmes symptômes que la plupart
des affections simplement inflammatoires des annexes
et en particulier que les pyo-salpingites.

Le diagnostic, très difficile, peut être posé dans quelques cas, en tenant compte des antécédents de la malade, de son âge, de l'absence des données étiologiques
habituelles des salpingites; de la fréquence des poussées
de pelvi-péritonite et de l'affaiblissement rapide de l'état
général.

Les lésions tuberculeuses des annexes peuvent et doivent être enlevées chirurgicalement au même titre que
d'autres tuberculoses locales.

On doit (Hégar) intervenir dans les lésions primitives
dès que le diagnostic a pu être posé. On doit intervenir
dans les tuberculoses secondaires, si les autres localisa-

tions n'étant pas trop avancées, tendent à se modifier ou à rester stationnaires, ou bien si les lésions locales ont tendance à s'aggraver.

La péritonite tuberculeuse coexistante n'est pas une contre-indication.

Les véritables contre-indications sont tirées des altérations profondes des autres organes, de la débilitation trop grande du sujet et des adhérences trop étendues.

L'extirpation des lésions par la laparotomie est difficile à cause de la multiplicité et de la résistance des adhérences. L'opération est encore rendue dangereuse par la fréquence de la rupture des abcès tuberculeux dans le péritoine. Mais le nettoyage ou le lavage du péritoine, suivis du drainage, peuvent empêcher que cet accident n'ait des conséquences funestes.

Le bénéfice de l'opération est réel, tant au point de vue local, en arrêtant les douleurs et les poussées de pelvi-péritonite, qu'au point de vue général, en améliorant la santé de la malade.

La récidive de l'affection tuberculeuse survient malheureusement quelquefois.

OBSERVATIONS

OBSERVATION I. — Due à l'obligeance de M. TERRILLON, chirurgien
de la Salpêtrière (1).

Mme D..., agée de 29 ans, domestique.

N'a jamais eu d'enfants.

Le début de l'affection paraît remonter à huit ans ; il fut brusque,
ne coïncidant pas avec une époque menstruelle et fut marqué par
des douleurs abdominales très violentes.

Depuis huit ans, la malade a toujours souffert. Les douleurs se
manifestaient sous forme de crises, survenant surtout l'hiver dans
le courant de la journée et durant deux ou trois heures. Elles par-
taient de la base du thorax pour gagner de là le bas-ventre. La
malade les compare à des tiraillements. Pendant les règles, les douleurs se calmaient.

Il y a deux ans, la malade, qui jusque-là n'avait eu que des pertes
blanches insignifiantes, fut tout à coup, pendant une promenade,
prises de pertes blanches tellement adondantes, qu'elle crut au retour
de ses règles. Ces pertes blanches persistèrent pendant environ un
an. Les douleurs étaient toujours vives. La malade maigrissait.

Le 15 novembre 87, les douleurs deviennent tout à coup si vives,
que la malade dut être portée à l'hôpital. Là, sous l'influence du
repos et d'injections vaginales, l'écoulement diminua, les douleurs
devinrent moins fortes et au bout de deux mois la malade put
reprendre son métier.

Cependant des douleurs dans le dos et les reins persistaient
encore.

Vers la fin d'août 1888, nouvelles crises de douleurs sous forme

(1) Cette observation et les six qui la suivent ont été publiées, mais résu-
mées, dans l'ouvrage de M. Terrillon : Salpingites et Ovarites. Nous avons
avons pu en compléter quelques-unes, grâce à l'amabilité de M. Terrillon qui
a bien voulu nous confier ses cahiers d'observations.

d'élancements dans le bas-ventre. Malaise général, affaiblissement, grande faiblesse des jambes, maux de tête, sueurs fréquentes, frissons. Les douleurs deviennent intolérables, rendent tout travail impossible et la malade rentre de nouveau au mois d'octobre à l'hôpital de Dijon. Elle est envoyée de là à la Salpêtrière, dans le service de M. Terrillon, le 28 décembre 1888.

Actuellement, les douleurs sont très vives, continuelles, sous formes d'élancements dans tout le bas-ventre, surtout à droite, si bien que la marche est presque impossible.

Les flueurs blanches ont disparu.

La malade n'a jamais eu d'hémorrhagies. Les dernières règles, 12 décembre, ont à peine paru.

La miction a été douloureuse en septembre, ne l'est plus.

La défécation a été aussi douloureuse il y a deux mois.

Il existe un léger œdème des membres inférieurs.

L'appétit est presque complètement perdu.

La malade tousse beaucoup. A l'auscultation, on entend en arrière quelques légers râles, signes de tuberculisation pulmonaire.

La température monte tous les soirs à 38°, 38°6.

L'abdomen est douloureux à la pression ; on sent à la palpation une masse arrondie, dure, mate, occupant la région hypogastrique et se prolongeant dans la fosse iliaque droite.

Au toucher, le col est mou, repoussé en avant et à droite ; l'utérus peu mobile paraît en latéroversion droite et semble cependant indépendant de la masse abdominale. Cette masse se continue dans le cul-de-sac postérieur. Le palper bimanuel est d'ailleurs rendu difficile par la sensibilité de l'abdomen.

M. Terrillon pense à une salpingite tuberculeuse et pratique la laparotomie, le 8 janvier 1889.

On trouve une tumeur volumineuse, tendue, adhérente aux anses intestinales, accolée à la paroi abdominale derrière le pubis. La décortication est extrêmement pénible. La masse se prolonge jusqu'au fond de l'excavation. Pendant les tractions, la poche se rompt et donne issue à du pus fétide. On parvient à faire un pédicule large de trois travers de doigt environ et la plus grande partie de la tumeur est enlevée. Il reste une cavité circonscrite par des plans fibreux dont on suture les bords à la partie inférieure de la plaie abdominale, l'isolant ainsi de la grande cavité péritonéale.

La partie supérieure de l'incision est suturée. Drainage de la cavité avec un gros drain de caoutchouc. Pansement iodoformé.

Examen des pièces. — La tumeur du volume d'une poire environ se compose d'une trompe très volumineuse et de l'ovaire correspondant. L'ovaire présente des lésions scléro-kystiques.

La trompe, à peu près saine au niveau de son tiers interne, se dilate rapidement et se creuse d'une cavité à parois épaisses, à surface interne tomenteuse. Plus loin, les parois sont dilacérées, on ne trouve plus de trace du pavillon qui devait adhérer aux parties voisines du petit bassin et qui a du être déchiré pendant la décortication.

On trouve des tubercules bien nets, dans la paroi de la trompe, ils sont surtout nombreux dans la couche sous-muqueuse. Quelques-uns sont en voie de ramollissement.

Suites opératoires : La mort a lieu le 11 janvier, trois jours après l'opération ; la malade a eu de l'élévation de la température 38°, 39°, des vomissements fécaloïdes et de l'écoulement abondant de pus par la plaie.

OBSERVATION II. — Due à l'obligeance de M. TERRILLON.

Mme M..., âgée de 25 ans, a eu deux enfants.

Depuis deux ans, elle se plaint de violentes douleurs localisées dans le bas-ventre. De plus elle a beaucoup maigri. L'examen détaillé de cette malade fait soupçonner la tuberculose.

Opération, le 9 février 1889. — On trouve une trompe remplie de pus et surmontant l'ovaire transformé en abcès. Celui-ci se rompt dans le péritoine qu'on draine avec un gros tube de caoutchouc.

Il s'agissait d'une salpingite tuberculeuse purulente. Les suites opératoires sont parfaites.

L'état général bénéficie rapidement de l'intervention et s'améliore d'une manière notable.

Le 20 mai 1889, la santé de la malade est satisfaisante. Elle est morte depuis, en juin 1890, de tuberculose généralisée.

OBSERVATION III. — Due à l'obligeance de M. TERRILLON

Mme P..., âgée de 24 ans, n'a pas eu d'enfants. Bien réglée depuis l'âge de seize ans. Le début de sa maladie remonte à six ans. Il se caractérisa par de violentes douleurs dans le ventre accompagnées de troubles vésicaux. Depuis quatre ans, pertes blanches abondantes. C'est surtout depuis trois semaines que les douleurs abdominales sont devenues très violentes et ont pris un caractère aigu, forçant la malade à garder le lit. Cette malade présente des signes de tuberculisation légère des sommets qui, joints aux signes fournis par le toucher, font penser à une altération tuberculeuse des annexes de l'utérus.

Opération le 26 mars 1889. — A gauche, on se trouvait en présence d'adhérences si indestructibles ; qu'il fallut renoncer à l'ablation de ce côté. A droite, la trompe était volumineuse, mais mobilisable, l'ovaire manifestement caséeux. De ce côté l'ablation des annexes fut pénible, mais put être pratiquée. Il s'agissait donc bien d'une salpingite tuberculeuse. La malade guérit des suites de l'opération et de sa maladie locale. Quant à son état général il bénéficia certainement de l'intervention et fut amélioré.

OBSERVATION IV. — Due à l'obligeance de M. TERRILLON

Mme C..., âgée de 31 ans, n'a pas eu d'enfants. Depuis trois ans sa santé s'est altérée ; elle accuse de vives douleurs dans les côtés du bas-ventre, ne peut plus mener son existence ordinaire, et subit de temps à autre des poussées plus ou moins sérieuses de péritonite à répétition. Les annexes paraissant intéressées et l'état général devenant alarmant, une intervention est décidée.

Elle a lieu le 9 avril 1889. Les organes malades avaient contracté d'intimes adhérences avec le péritoine et l'épiploon dont il faut d'abord les séparer. Cette complication opératoire est si sérieuse qu'il est impossible, à gauche, d'enlever la trompe et que l'ovaire seul est retiré.

Il s'agissait d'une double salpingite contenant un liquide mucopurulent. La lésion était manifestement de nature tuberculeuse ainsi que le prouva l'examen histologique.

La malade guérit rapidement de l'opération, prit de l'embonpoint et sa santé rétablie aussitôt se maintint longtemps bonne.

Mais, au mois de mai 1890, elle eut une poussée de péritonite tuberculeuse (?) pour laquelle elle resta à la Salpêtrière quelques temps. Le ventre était ballonné et douloureux, mais la palpation ne faisait sentir aucune induration. On ne constatait rien non plus au toucher vaginal. Le repos améliora considérablement la malade qui put bientôt sortir de l'hôpital et reprendre son métier de domestique. On a eu de ses nouvelles en juin 1891, sa santé est aussi satisfaisante que possible.

OBSERVATION V. — Due à l'obligeance de M. TERRILLON

Mme B..., 35 ans, a eu un enfant à vingt-deux ans ; à l'âge de vingt-sept ans, sans fausse couche évidente, elle éprouve des troubles de la menstruation et des douleurs abdominales assez violentes. Bientôt apparurent des poussées de péritonite assez graves, qui furent au nombre de cinq dans l'espace de six ans. Actuellement, elle souffre beaucoup, ne peut marcher et se plaint d'irradiations douloureuses dans les reins et les cuisses.

Opération 11 juin 1889. — On enlève deux trompes énormes, épaissies, à parois bosselées, contenant du pus caséeux. Une d'elles, adhérente, est rompue et le pus s'épanche dans le péritoine. Les ovaires sont atrophiés, adhérents et déchirés.

On trouve des granulations sur les trompes et le pavillon. Lavage du péritoine : deux gros drains qui restent en place trente-six heures. L'opération, très pénible, a duré une heure et quart. Les suites opératoires furent parfaites et la malade quitta la Salpêtrière, guérie et pouvant marcher facilement, le 24 juillet 1889.

Elle jouit d'une santé assez bonne jusqu'au mois de décembre 1889. A cette époque, elle rentre à la Salpêtrière : on constate une masse indurée assez volumineuse autour de l'utérus refoulé à gauche et comprimant le rectum. Cette induration provoque des douleurs au moment de la défécation. Actuellement tous les accidents ont disparu. La malade a beaucoup engraissé et n'a plus de douleurs (octobre 1890).

OBSERVATION VI. — Due à l'obligeance de M. TERRILLON

Mme R..., âgée de 23 ans, a eu deux enfants. Le début de sa maladie abdominale remonte à cinq ans, sans autre origine bien nette que la tuberculose. Des poussées inflammatoires fréquentes se répétèrent dans le petit bassin. En même temps apparaissaient des accidents pulmonaires, probablement tuberculeux.

Les règles sont douloureuses. Depuis huit jours, signes de suppuration pelvienne.

L'opération eut lieu le 25 janvier 1889. — L'ablation fut difficile. On rencontra en effet des adhérences épaisses et d'une destruction très pénible. Aussi, deux abcès de l'ovaire se rompirent-ils dans le péritoine qu'il fallut drainer.

On avait bien affaire à une salpingite double de nature tuberculeuse.

La guérison fut néanmoins obtenue et l'état général profita largement de l'opération.

Cette malade est encore vivante (octobre 90). Malheureusement elle est atteinte de tuberculose pulmonaire et sa santé s'altère de jour en jour sous l'influence de cette lésion.

OBSERVATION VII. — Due à l'obligeance de M. TERRILLON

Mme S..., 31 ans, a eu deux enfants.

Elle fait remonter à cinq ans le début de sa maladie, sans cause appréciable.

Les douleurs sont violentes, les règles abondantes. On sent des lésions assez nettes dans les deux culs-de-sac vaginaux.

Opération, le 18 septembre 1889. — De chaque côté, on enlève une trompe épaissie, couverte de granulations tuberculeuses, mais contenant à peine du liquide. Les deux ovaires sont couverts de fausses membranes, mais peu altérés.

Le péritoine voisin est couvert de granulatious tuberculeuses formant un semis abondant.

Les parties malades furent assez faciles à enlever.

La malade se rétablit facilement et peut reprendre ses occupations.

Elle ne souffre plus (1er octobre 1890) et a repris sa vie habituelle.

OBSERVATION VIII (inédite). — Communiquée par M. CHAPUT,
chirurgien des hôpitaux.

Mme D..., âgée de 27 ans.

Entre le 12 août 1890 à la Salpêtrière dans le service de M. Terrillon, suppléé par M. Chaput.

Cette malade a toujours eu des règles régulières, non douloureuses, assez abondantes.

Un enfant il y a trois ans. Suites de couches normales.

Aucun antécédent tuberculeux dans sa famille.

Le début de la maladie remonte à un an. Des douleurs abdominales violentes siégeant dans le bas-ventre et surtout à gauche se montrèrent à cette époque ; en même temps, la malade eut des pertes blanches assez abondantes.

Les douleurs sont surtout violentes depuis le mois de janvier 1890 et obligent parfois la malade à garder le lit.

Il y a trois mois (12 mai 1890), curettage utérin. Pas d'amélioration à la suite ; les douleurs ont plutôt augmenté.

A la fin de juillet, après une crise douloureuse très violente, la malade a été prise d'une perte sanguine ayant duré cinq jours. Cette hémorrhagie s'arrêta complétement, puis reprit de nouveau pendant cinq jours au commencement d'août.

Actuellement, les douleurs abdominales sont toujours assez vives, surtout quand la malade se fatigue.

La défécation n'est pas douloureuse. Diarrhée depuis quelque temps.

La miction est pénible et fréquente.

L'examen physique est rendu difficile par la sensibilité de la malade. Par la palpation abdominale, on perçoit cependant au niveau des annexes gauches une masse assez volumineuse.

Au toucher, on trouve un utérus mobile, volumineux, douloureux, en antéversion légère.

Le col est un peu en arrière, gros, à orifice transversal, largement ouvert.

Le cul-de-sac latéral droit est normal. Le cul-de-sac latéral gauche est en partie effacé et empâté, ainsi que la partie correspondante du cul-de-sac postérieur.

Dans le cul-de-sac antérieur, on trouve le corps utérin.

Au palper bimanuel, annexes droites douloureuses, assez volumineuses. Annexes gauches forment une masse extrêmement douloureuse du volume des deux poings.

Laparotomie le 2 septembre 1890.

Des deux côtés, masses énormes, plus grosses que le poing, formées par les trompes dilatées, remplies de pus.

Les deux trompes sont rompues au cours de la décortication et le pus tombe dans le petit bassin protégé avec des éponges.

Utérus infiltré de matière caséeuse, au niveau des cornes utérines seulement (incision des petits foyers caséeux, grattage et cautérisation au thermo-cautère).

Le cæcum, dans un point où il adhérait à la trompe droite, est infiltré de matière caséeuse, gros comme un pois ; ablation d'une portion aux ciseaux. On s'arrête pour ne pas ouvrir l'intestin.

Lavage du péritoine, pas de drain.

Suites simples : la température ne dépasse pas 37°5.

Revue en mars 1891. — État général et local parfaits. Embonpoint. La malade a eu des pertes en mars pendant quinze jours. Elles ont cédé au repos et à l'ergotine. Au toucher, l'utérus est petit, mobile ; rien dans les culs-de-sac.

Nous avons eu des nouvelles de la malade en juin 1891, sa santé continue à être parfaite.

OBSERVATION IX (inédite). — Communiquée par M. CHIBRET, interne des hôpitaux.

Mme C..., âgée de 34 ans, entre le 25 juillet 1890 à la Salpêtrière, dans le service de M. Terrillon, suppléé par M. Chaput.

Trois enfants, suites de couches normales.

Le début de l'affection remonte à quatre ans, peu de temps après son dernier accouchement. Douleurs abdominales au niveau des deux fosses iliaques, règles irrégulières et douloureuses.

Au toucher, annexes un peu volumineuses, très douloureuses. Laparotomie le 26 août 1890 par M. Chaput.

On trouve des deux côtés une salpingite catarrhale assez accentuée, mais la surface séreuse de la trompe est recouverte de granulations semi-transparentes offrant tous les caractères de granulations tuberculeuses. Il n'existe de ces granulations ni sur les ovaires qui sont scléro-kystiques, ni sur le péritoine pelvien. Pas de lavage ni de drainage.

La guérison est retardée par un vaste abcès de la paroi qui oblige à pratiquer la désunion de la plaie abdominale qui guérit par bourgeonnement.

La malade sort de l'hôpital, allant bien, le 15 novembre 1890.

L'examen histologique des pièces pratiqué par M. Chibret a montré qu'il s'agissait bien de granulations tuberculeuses à la surface de la séreuse. On constatait, en effet, à ce niveau, la présence de follicules tuberculeux avec leur structure typique. La recherche des bacilles a été infructueuse. On n'a trouvé ni dans le reste de la trompe (qui présentait les lésions histologiques de la salpingite catarrhale), ni dans l'ovaire d'autres traces de tubercules.

OBSERVATION X (inédite). — Due à l'obligeance de M. CHIBRET, interne des hôpitaux.

La nommée B..., âgée de 22 ans, couturière, entre le 17 janvier 1891, à Lariboisière, dans le service de notre maître, M. le Dr Peyrot. La mère de cette malade est morte d'un cancer stomacal, son père est mort tuberculeux.

Elle-même a toujours été maladive. Elle a eu, à douze ans, une tumeur blanche du genou droit qui n'est guérie, avec ankylose, que depuis quatre ans.

Réglée à quatorze ans régulièrement. Pertes blanches habituelles. Accouchement normal en janvier 1888. Suites de couches bonnes. La malade n'a commencé à souffrir dans le ventre que deux mois après son accouchement. Les douleurs siègent, dès le début, au niveau des deux fosses iliaques, avec irradiations dans les reins, le haut des cuisses. Elles sont exagérées par la marche et la fatigue, mais ne disparaissent pas complètement au repos. Douleurs vives en urinant. Pertes blanches plus abondantes que d'habitude.

Les règles sont toujours régulières, mais plus longues, dix douze jours, et elles sont très douloureuses. Cet état resta stationnaire jusqu'en novembre 1890, avec des alternatives d'améliorations et de rechutes qui forçaient de temps en temps la malade à garder le lit un quinzaine de jours.

A cette époque, les symptômes ont été en augmentant, les douleurs abdominales se sont localisées surtout à droite, sous forme d'une douleur pongitive continue et la malade s'est aperçue de la présence d'une tumeur au niveau de la fosse iliaque droite.

Trois ou quatre fois par semaine, frissons le soir avec claquement de dents.

État actuel. — Femme amaigrie, profondément affaiblie. Tous les soirs la température monte à 38°, 38° 5. Les douleurs persistent avec les caractères que nous avons indiqués.

A la palpation abdominale, tout le petit bassin est rempli et comblé par une masse dure, très sensible à la pression et paraissant plus développée à droite qu'à gauche. On sent à gauche, à trois travers de doigt au-dessus du pubis et à un travers de doigt en dehors de la ligne blanche, un petit corps ovoïde, de la grosseur d'un œuf de pigeon, mobile, très douloureux. Il paraît avoir un pédicule externe se perdant sur la paroi pelvienne.

Au toucher, col en arrière, gros, à orifice transversal béant, lèvre antérieure granuleuse. Utérus immobilisé, douloureux. Cul-de-sac antérieur comblé en partie par une masse dure, lèvre en continuation avec le col et paraissant formée par le corps utérin. Cul-de-sac droit effacé et abaissé par une masse dure, du volume d'une grosse pomme, remontant haut dans la région de la fosse iliaque et adhérant intimement à l'utérus. Cul-de-sac gauche peu effacé, mais par le palper bimanuel, on constate que les annexes forment également à ce niveau une tuméfaction dure et très douloureuse.

Rien dans le cul-de-sac postérieur. Le toucher rectal ne donne aucun renseignement.

Fonctions digestives assez bonnes, rien au cœur ni aux poumons ; rien dans les urines.

Opération, le 25 mars 1891. Situation inclinée, suivant la méthode de Trendelenburg, au moyen du lit de Mariaud.

Incision sous-ombilicale de dix centimètres environ. Adhérences à l'épiploon et à l'intestin grêle assez facilement détachées.

A gauche, la trompe très volumineuse apparaît de suite (c'était un de ses replis qui causait la petite tumeur sentie à la palpation abdominale). Libération difficile. Deux pédicules à la soie: un externe, un interne.

A droite, la tumeur plus volumineuse est d'une libération également difficile. A plusieurs reprises, il s'échappe des adhérences déchirées, un peu de matière caséeuse qu'on essuie avec des éponges. Deux pédicules externes dont un sur le ligament rond qui est d'un volume anormal, un pédicule interne sur la corne utérine.

Pendant tout le cours de l'opération, grâce à la situation inclinée, les intestins naturellement refoulés vers le diaphragme ont laissé apercevoir facilement les organes du petit bassin.

Toilette du péritoine avec des éponges. Tamponnement salolé à la Mickulickz, deux plans de sutures, pansement au salol.

Examen des pièces. — A gauche, trompe très volumineuse, du volume du doigt, simplement épaissie, dans son tiers interne qui renferme un petit noyau caséeux sous-muqueux, dilatée dans les deux tiers externes renfermant un liquide louche. Pavillon oblitéré adhérant à l'ovaire qui est du volume d'un grosse noix et entièrement transformé en un kyste sanguin.

A droite, les annexes forment une tumeur volumineuse qu'il est difficile de disséquer et qui est criblée dans toute son étendue de petits foyers caséeux. La trompe très épaissie, renfermant de place en place des tubercules en voie de ramollissement est assez facile à reconnaître. L'ovaire paraît être représenté par une petite masse fibreuse accolée à la trompe près du pavillon oblitéré et criblée de granulations tuberculeuses.

L'examen histologique a montré que les lésions des deux trompes étaient manifestement tuberculeuses.

Quant à la masse fibreuse qui paraissait constituer l'ovaire droit, elle se montrait sur des coupes comme formée d'un tissu conjonctif dense, infiltré de cellules embryonnaires. De nombreux follicules tuberculeux, plusieurs en dégénérescence caséeuse, se voyaient dans ce stroma conjonctif. Mais il est bien difficile d'affirmer que ce tissu représente l'ovaire modifié par l'inflammation tuberculeuse, malgré la présence d'artères hélicines en assez grand nombre dans les coupes.

Pas de bacilles.

Suites opératoires : bonnes.

Le 28 mars, ablation totale du drain, pas de température.

Le 30 mars, quelques matières fécales sortent par l'orifice fistuleux qu'a laissé le drainage. La malade est pansée tous les jours. Les fils sont enlevés le 8 avril. L'écoulement de matières fécales a beaucoup diminué, mais le liquide des lavements ressort par la fistule.

Le 10 avril, douleurs dans l'aine gauche, le 12, on constate tous les signes d'une phlegmatia alba dolens de la jambe gauche.

Le 1er mai, la phlegmatia est guérie, il ne sort plus de matières par la fistule abdominale, la malade commence à se lever.

Le 12 mai, elle quitte l'hôpital très améliorée, plus de douleurs abdominales, bon appétit. La fistule persiste toujours, on peut introduire encore un stylet dans son intérieur à la profondeur de huit centimètres.

Nous avons revu cette malade au mois de juin; elle va bien, a repris de l'embonpoint, mais la cicatrisation de la fistule n'a fait que peu de progrès.

OBSERVATION XI. — (Tirée du mémoire de M. H. DELAGENIÈRE. « Du plan incliné dans certaines laparotomies. » *Progrès médical*, 21 mars 1891.)

La nommée E... M., âgée de 28 ans, fermière.

Elle a présenté, à plusieurs reprises, des poussées de péritonite, elle souffre considérablement du ventre et a de la fièvre. En l'examinant, je constate dans le cul-de-sac postérieur la présence de tumeurs développées dans les annexes et je propose l'intervention immédiate.

L'opération a lieu le 9 février 1891.

Dès que la malade est placée sur le plan incliné, on ne remarque pas les modifications habituelles dans l'aspect du ventre. Je fais une incision sous-ombilicale de douze centimètres que je poursuis ensuite au-dessus de l'ombilic. La cavité péritonéale est difficile à ouvrir, car l'épiploon est complètement adhérent à la paroi. Je détache ces adhérences et refoule en haut l'épiploon pour le réséquer ensuite. L'intestin grêle paraît couvert de granulations miliaires les anses sont agglutinées entre elles et adhérentes dans le bassin. Je cherche ces adhérences et détache chaque anse séparément, en prenant soin de les refouler à mesure. Je mets ainsi à découvert l'utérus et les annexes qui sont masquées par une sorte de pseudomembrane. La surface de l'utérus est couverte de granulations tuberculeuses. En avant la vessie apparaît épaissie et la séreuse qui la tapisse est également granuleuse. A gauche, les annexes sont isolées avec précaution, la trompe et l'ovaire sont kystiques, le volume de la trompe dépasse celui du pouce, elle a l'aspect d'une anse de l'intestin. Le pédicule est formé au ras de l'angle utérin au moyen d'un double fil en chaîne. A droite, la disposition des annexes est analogue, elles sont couvertes de granulations. Leur isolement est délicat, mais il se fait avec toute la sûreté désirable, le détachement des adhérences se faisant à ciel ouvert et loin de l'intestin qui est descendu vers le diaphragme. La toilette du péritoine, l'inspection des fosses iliaques, sont faites rapidement et avec une sécurité absolue ; nulle part on ne trouve de foyers purulents, mais partout on rencontre des granulations miliaires.

Toute la portion de l'épiploon qui était adhérente à la paroi est réséquée. Un gros drain est placé dans le cul-de-sac de Douglas, puis la paroi fermée par deux étages de sutures. Pansement avec gaze iodoformée et ouate. Durée 1 h. 5. Chloroforme 50 gr. La malade est actuellement encore en traitement et en bonne voie de guérison.

OBSERVATION XII. — (E. STEMANN. — Citée dans DELBET. *Suppurations pelviennes*, p. 483.)

A. H..., domestique, 28 ans.

Entre le 16 juin 1887. Réglée à 17 ans. Ménorrhagies peu de temps avant sa maladie. En février 1887, douleurs dans l'hypogastre ; traitement médical. 16 juin, deux tumeurs volumineuses, la plus grosse à droite. Écoulement purulent par l'utérus. Le 28, laparotomie. Tubercules dans l'épiploon. Adhérences considérables du côté droit. Ablation de la trompe et de l'ovaire fort pénible. Ablation du côté gauche plus facile. Peu d'hémorrhagie. Pas de lavage, ni de drainage. Réunion par première intention, seulement un peu de pus autour d'un fil, puis deux abcès gros comme des pois. Mais douleurs dans l'hypogastre. La malade a été revue le 21 novembre. Bonne apparence, elle a augmenté de 9 livres ; plus d'écoulement vaginal. Dans les grands efforts, douleur à droite dans l'hypogastre. Par l'examen, on ne sent rien autour de l'utérus. Au-dessus du ligament de Poupart, petites tumeurs dures au toucher.

OBSERVATION XIII. — (E. STEMANN. — Citée dans DELBET. *Suppurations pelviennes.*)

Antécédents tuberculeux. Règles faibles ; pendant les règles, douleurs dans la région inguinale gauche. Toux sèche. Mariée en 1884. Depuis, douleurs continuelles, surtout du côté gauche. Frissons, perte d'appétit, défécation douloureuse, règles peu abondantes, amaigrissement. Mars 1885, état misérable. Poumons sains, abdomen mou, indolent. A droite, tumeur bien limitée, obscurément fluctuante ; à gauche, tumeur plus grosse, paraissant fortement adhérente à la paroi du bassin.

L'état général se relève sous l'influence du traitement ; mais les douleurs augmentent.

Laparotomie le 12 septembre 1885. Adhérence de l'épiploon avec la paroi antérieure du bassin. Les deux trompes se dirigent en bas et en arrière vers la face postérieure de l'utérus. La gauche est très adhérente au feuillet postérieur du ligament large. Ablation de la trompe et de l'ovaire gauches. Ablation de la trompe droite qui se rompt, l'ovaire droit est laissé. A l'endroit de la rupture, il reste un petit morceau de la trompe. Le ligament large est touché au thermo-cautère. Toilette soignée (sans lavage) avec sublimé à 1 p. 1,000, puis à 1 p. 4,000, puis avec l'acide phénique. Comme il reste un espace vide, on remplit la vessie d'eau boriquée. Suture sans drain (1 heure 1/2). Le 26, examen : La pression sur l'utérus est un peu douloureuse. Petite tuméfaction sensible dans le cul-de-sac posté-rieur. Se lève le 27 : douleurs à la suite dans l'hypogastre. Après quelques jours de repos, les douleurs cessent. 5 octobre, bon état, pas de douleurs ; à la fin d'octobre, règles douloureuses, petit exsu-dat sensible.

9 novembre, petite tuméfaction encore à peine sensible.

6 mars 1888, bonne santé, règles régulières, seulement un peu douloureuses.

OBSERVATION XIV. — (E. STEMANN. — Citée par DELBET. *Suppurations pelviennes*, p. 484.)

A. B..., 42 ans.

Reçue le 25 juin 1885. Règles régulières. Mariée dix ans ; pas d'enfant.

Depuis deux ans, tumeur dans le bas-ventre, sensations doulou-reuses et miction difficile. Dans les premiers mois de 1885, rapide augmentation de la tumeur, sueurs nocturnes, manque d'appétit.

Le 10 mars, la tumeur s'étend à deux travers de doigt au-dessous de l'ombilic ; le 7 mai, presqu'à l'ombilic. Le 25 juin, femme ané-mique. Cœur et poumons sains, abdomen considérablement déve-loppé dans sa partie inférieure par la tumeur qui s'étend presque jusqu'à l'ombilic. Celle-ci, presque située sur la ligne médiane, est à peine large de deux travers de main, composée de plusieurs seg-ments et peu mobile.

Le segment pelvien de la tumeur paraît moins dur, obscurément fluctuant. La corne gauche de l'utérus paraît unie à la tumeur. Urines troubles. Le 3 juillet, examen digital de la vessie après dilatation de l'urèthre. On ne trouve pas de perforation.

Laparotomie, le 11 juillet. Adhérences avec le mésocôlon, l'épiploon, la vessie, le cæcum. A droite, annexes normales. Ablation de la trompe gauche, elle se rompt. Les surfaces de séparation, infiltrées de pus, sont touchées au thermo-cautère. Le péritoine est suturé et ramené au-dessus des eschares. Une portion de la paroi abdominale, infiltrée de pus est réséquée. Toilette sans lavage. Suture sans drainage. Réunion par première intention. Sort en très bon état le 11 août.

Le 24 août 1886, pendant que la malade, très bien portante, s'occupait dans sa maison, elle est prise de malaise et dans l'espace d'une heure, elle meurt avec des symptômes d'hémorrhagie interne.

OBSERVATION XV (inédite).— Due à l'obligeance de M. CHAMPIONNIÈRE, chirurgien de l'hôpital Saint-Louis.

A..., C..., 30 ans, modiste.

Entrée le 19 janvier 1888, à l'hôpital Saint-Louis, dans le service de M. L. Championnière.

Mariée depuis quatre ans, fausse couche il y a quatre ans ; la malade a présenté il y a un an (janvier 1887) tous les signes de la grossesse : vomissements, augmentation du ventre, mais règles toujours régulières.

Vers le mois d'octobre diminution du volume du ventre. Cependant elle souffre et l'abdomen est encore un peu gros. Au toucher, utérus mobile, empâtement très éloigné au fond du cul-de-sac gauche, au palper tumeur assez nette au-dessus de l'utérus.

Opération. — Le 6 février 1888, incision de l'ombilic au pubis ; femme très grasse. A gauche, trompe distendue, enlevée sans l'ovaire qui est très adhérent. Pédicule à la soie, cautérisation au fer rouge. L'ovaire est enlevé à part.

A droite trompe également volumineuse avec ovaire mobile 4 fils de soie. Cautérisation.

Résection d'un fragment d'épiploon adhérent au voisinage de l'ovaire gauche.

Sutures péritonéales au catgut, sutures de la paroi au crin de Florence. Durée de l'opération 1 heure 20.

Suites opératoires parfaites, sort bien guérie le 3 mars 88. On a eu cette année d'excellentes nouvelles de la malade.

L'examen histologique des pièces, pratiqué par M. le professeur Cornil, a montré qu'il s'agissait de salpingite tuberculeuse double.

OBSERVATION XVI. (Due à l'obligeance de M. CHAMPIONNIÈRE. *Société anatomique* 1890, p. 383.)

La nommée G... M..., âgée de 34 ans, sans profession.

Elle est entrée le 25 juin 1890, dans le service de M. Lucas Championnière à l'hôpital Saint-Louis.

Réglée depuis l'âge de 12 ans, ni enfant, ni fausse couche. Il y a 10 ans, traitée pour une rétroversion, quatre ans plus tard pour un phlegmon du ligament large gauche. Depuis ce temps, elle souffre continuellement du côté gauche du ventre, sans exagération des douleurs au moment des règles. En outre, elle garde presque toujours le lit, car à ces douleurs abdominales, se joignent des phénomènes parétiques des deux jambes et du bras gauche.

Examinée à son entrée à l'hôpital Saint-Louis, état de santé en apparence assez bon. Hyperesthésie marquée des parois abdominales, mais l'exploration des points ovariens ne détermine que douleur peu vive.

Au toucher, utérus en rétroflexion. Peu mobile, douloureux. Tumeur volumineuse dans le cul-de-sac gauche, peu sensible, de consistance ferme. Elle se continue manifestement avec la corne utérine du même côté. Dans le cul-de-sac droit on sent avec peine une tuméfaction très élevée.

Laparotomie le 11 juillet, adhérences épiploïques étendues. Annexes très adhérentes de chaque côté de l'utérus. Libération très pénible. Suture de la paroi abdominale.

Suites opératoires simples, sans élévation de température.

Examen des pièces. A droite, trompe dilatée, rectiligne, surtout développée au niveau de son extrémité abdominale. L'ovaire est caché sous le bord inférieur de la trompe.

A gauche, la trompe présente des altérations analogues, mais elle est recourbée et sinueuse. L'ovaire est fondu avec elle et est en partie déchiré. A la coupe, on trouve dans les trompes un contenu analogue comme aspect à celui des kystes dermoïdes. Enfin les parois tubaires présentent par places de la dégénérescence calcaire.

Examen histologique par M. le professeur Cornil. Le contenu des dilatations des trompes est tout à fait semblable comme apparence à celui des kystes sébacés ou dermoïdes. Il est opaque, comme huileux, de couleur jaune brunâtre; il graisse les doigts. L'étude histologique de ce liquide caséeux montre en outre des cellules rondes en dégénérescence graisseuse et des granulations libres.

La paroi de ces dilatations est fibreuse, de 1 à 3 mm. d'épaisseur. Le contenu adhère fortement à la paroi. La surface interne de la paroi est jaunâtre, couleur chamois, irrégulière avec des plaques proéminentes jaune brunâtre; par places on y voit aussi des plaques calcaires.

Les deux trompes sont altérées de la même façon; elles offrent l'une et l'autre la grosseur d'un œuf au niveau de leur partie dilatée qui est la plus externe. Le pavillon des trompes est oblitéré.

La surface péritonéale des trompes, très vascularisée, ne présente pas de granulations tuberculeuses.

Les trompes avaient été sectionnées à leur insertion utérine.

Dans leur trajet, du point sectionné au point dilaté, elles sont volumineuses, de la grosseur du petit doigt. Sur leur section transversale, on constate un tissu semi-transparent, dense, qui a épaissi leur paroi, au point d'avoir oblitéré la lumière de leur canal.

Cet épaississement et une apparence granuleuse du tissu nous a fait penser à de la tuberculose. Le produit de raclage de la surface de section à l'état frais, nous a montré des cellules géantes en grande quantité, les unes colossales ayant 150 μ de diamètre avec des noyaux innombrables, les autres 40 à 50 μ et aussi des cellules épithélioïdes ne possédant que 2 ou 3 noyaux. Sur la section de ces parties des deux trompes ainsi infiltrées et dont la lumière n'était pas visible, il n'y avait pas de pus.

Les coupes pratiquées après le durcissement dans l'alcool ont montré dans la partie épaisse de la trompe, les lésions de la tuberculose. Les végétations et plis frangés de la muqueuse des trompes sont épaissis et présentent seulement de distance en distance des lacunes tapissées par un épithélium cylindrique très bien conservé. Ces lacunes offrent dans leur intérieur quelques globules blancs. La lumière des trompes est oblitérée par la formation du tissu conjonctif embryonnaire des plis et végétations. Au milieu de ce tissu embryonnaire, il y a de nombreux follicules tuberculeux avec leurs cellules géantes et épithélioïdes.

J'ai cherché les bacilles de la tuberculose sur quatre préparations sans en trouver.

Il s'agit, en somme, dans ce cas, d'une forme très rare de tuberculose de la trompe.

M. L. Championnière a eu, il y a quelques jours, d'excellentes nouvelles de la malade (Juillet 1891).

OBSERVATION XVII. — (POLAILLON, *Bullet. Soc. chir*. 1890, XVI,
p. 493.)

Femme âgée de 41 ans, de souche tuberculeuse ; son père est mort tuberculeux. Elle n'a pas eu d'enfants.

Lorsqu'elle est entrée dans mon service de la Pitié, le 6 janvier 1890, elle souffrait depuis huit mois de douleurs abdominales, accompagnées de vomissements. En même temps, son ventre avait grossi et elle avait beaucoup maigri. Son teint est pâle. Elle a l'aspect d'une personne atteinte de phtisie pulmonaire, mais elle ne tousse pas.

Nous reconnaissons qu'il s'agit d'une tumeur kystique et la ponction donne un liquide purulent.

L'ovariotomie eut lieu le 21 janvier 1890. L'opération fut extrêmement difficile, parce qu'il s'agissait d'une trompe distendue par un épanchement purulent, avec des adhérences très résistantes à la partie postérieure du bassin. Il me fut impossible d'énucléer toute la tumeur, dont le fond fut suturé à la paroi abdominale.

Ce qui fut le plus remarquable, c'est que le péritoine pariétal, ainsi que le péritoine qui recouvre l'intestin étaient criblés de granulations tuberculeuses, les unes transparentes, les autres rouges ; granulations grosses comme des lentilles ou des pois.

Je fis un lavage très soigné du péritoine pour le nettoyage des masses caséeuses, du pus et du sang qui s'étaient épanchés pendant l'opération, puis je suturai l'abdomen, très inquiet du résultat de cette opération, en raison surtout de la généralisation de la tuberculose au péritoine.

Contre mon attente, les suites furent très simples.

Aucune fièvre, aucune complication. Les vomissements cessèrent complètement. L'appétit revint et peu à peu la malade récupéra de l'embonpoint et des forces.

Il s'agissait donc, dans ce cas, d'une ovaro-salpingite tuberculeuse avec généralisation de la tuberculose au péritoine viscéral et pariétal.

Actuellement, l'opérée que je présente a toutes les apparences d'une santé florissante. Le ventre est souple, sans tuméfaction, sans épanchement. Il reste une fistule au niveau du point où le fond du kyste a été fixé à la paroi abdominale. Cette fistule se guérira certainement à la longue.

BIBLIOGRAPHIE

(Pour toute la bibliographie antérieure à 1880, nous renvoyons à la thèse de Vermeil où l'index bibliographique est très soigneusement fait).

Baumgarten. — Kyste ovarique avec tuberculose de la poche. — *Arch. für An. Path.* XCVII, 1885.

Carl Schrœder. — *Maladies des org. génitaux de la femme.* Paris, 1886 p. 375.

Cayla. — Tuberculose des trompes, péritonite consécutive. *Soc. Anat.* 6 mai, 1882.

Chandelux. — Deux cas de salp. tuberc. *Province médicale.* 2 nov. 1890.

Cornil et Terrillon. — Anatomie et physiologie path. de la salp. et de l'ovarite. *Arch. Physiol.* 15 nov. 1887.

Cornil. — Tuberculose des organes génit. de la femme *Etudes expériment. et cliniq. sur la tub.*, par Verneuil, t. II, fasc. I, 1887.

Cornil. — *Leçons sur l'anat. path. des métrites et salping.* Paris, 1889.

Curt Jani. — Présence de bacilles tub. dans l'appar. gén. *Arch. fur an. u. Phys.* CV. p. 173, 1888.

Daurios. — Th. Paris, 30 janvier 1889.

H. Delagenière. — Du plan incliné dans les lapar. *Progr. méd.* Mars 1891.

M. Delagenière. — Salpingite tub. avec calcification. *Soc. Anat.* Juillet 1890.

Delbet. — *Des suppurations pelviennes.* Paris, 1891.

Derville. — Th. Paris, 1887.

Dudefoy. — Salp. tuberc. *Soc. anat.* 1889.

Faure-Miller. — Tuberculose pulm. Salp. tub. *Soc. anat.* Mars 1890.

Fernet. — *Soc. médicale des hôpit.* 7 janvier 1885.

Griffith. — Tub. de l'ovaire. *Arch. fur Gynæk.* XXXII, 1889.

Hegar. — *Génital tuberc. des Weibes.* Stuttgard, 1886.

Jamin. — *Soc. anat.* 1882.

Jeannel. — Salp. tub. à forme kystique. (*Gar. hebd. de méd. et de chir.* 25 mai 1888).

Justus Schramm. — Anat. path. de la tub. des trompes. *Arch. fur Gynæk.* 1883.

Kötschau. — *Arch. fur Gynæk.* XXI, 1887.

Lawson Tait. — *Maladies des ovaires et des ovid.* Paris, 1886, p. 100.

Martin. — *Centr. fur Gyn.* 1888.

Martin. — Des affect. des trompes. *Berlin. Klin. Woch,* 1886.

Mayor. — *Soc. anat.* 2 décembre 1831.

Ménétrier. — Endométrite et salp. tub. *Soc. anat.,* 1889.

Monprofit. — Thèse. Paris, 1888.

Mordret. — Thèse. Paris, 1890.

Münster et Orthmann. — Pyosalpinx tuberc. *Arch. fur Gyn.* B. XXXIX, 1886.

Polaillon. — Ovaro salp. tub. *Bulletin Soc. chir.*, XVI, p. 493, 1890.
Pozzi. — *Traité de Gynécologie*. Paris, 1890.
Redöhl. — *Centr. fur Gyne*, n° 20, 1888.
Routier et Horteloup. — *Bull. Soc. chir.*, 1888.
Routier. — *Congrès français de chirurgie*, 1891.
Secheyron. — Tub. miliaire des poumons. Tub. des trompes. *Progrès médical*, 26 mars 1887.
Sinéty (De). — *Traité de Gynécologie*.
Spœth. — Th. Strasbourg, 1885.
Stemann. — Th. Kiel, 1888.
Terrillon. — Double salp. tub. enlevée par la laparat. *Soc. anat.*, 1889.
   —   Salp. tub. *Bulletin médical*. 10 juillet 1889.
   —   Salp. tub. *Archives de Tocologie*. Août 1889.
   —   Salp. ovarite tubercul. *Congrès français de chir*. 4° sesion 1889.
   —   *Ovarites et Salpingites*. Paris, 1891.
Thiercelin. — Tuberculose prim. des trompes. *Soc. anat.* 1889.
Vermeil. — Th. Paris, 1880.
Wiedow. — Die opérative Behaudlung der Génital Tub. *Centr. fur Gyn.* Sept. 1885.

TABLE DES MATIÈRES

Le Mans. — Typ. Ed. Monnoyer.

www.ingramcontent.com/pod-product-compliance
Ingram Content Group UK Ltd.
Pitfield, Milton Keynes, MK11 3LW, UK
UKHW022337070726
13614UKWH00003B/1081